时尚与疾病

[美] 卡洛琳·A.戴 著　　黄廷晖 译

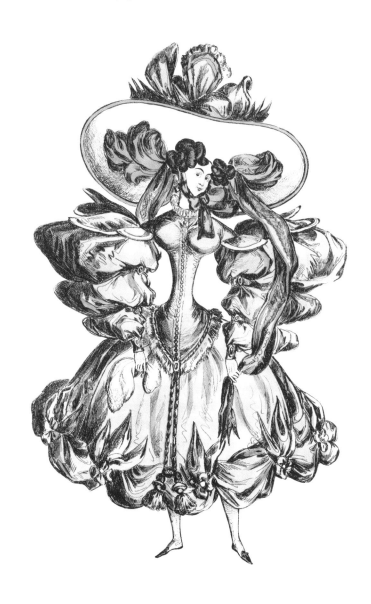

长江出版传媒 ｜ 湖北美术出版社

© Carolyn A. Day, 2017

This translation of *Consumptive Chic: A History of Beauty, Fashion, and Disease* is published by Hubei Fine Arts Publishing House by arrangement with Bloomsbury Publishing Plc.

著作权合同登记号图字：17-2024-048

图书在版编目（CIP）数据

时尚与疾病 /（美）卡洛琳·A.戴著；黄廷晖译
. 一 武汉：湖北美术出版社，2025.1
（盖博瓦丛书）
书名原文：Consumptive Chic: A History of
Beauty, Fashion, and Disease
ISBN 978-7-5712-2001-3

Ⅰ.①时… Ⅱ.①卡…②黄… Ⅲ.①结核病 - 流行
病学调查 - 世界 Ⅳ.①R52

中国国家版本馆 CIP 数据核字 (2023) 第 168849 号

时尚与疾病
SHISHANG YU JIBING

著　　者：[美] 卡洛琳·A.戴（Carolyn A. Day）
译　　者：黄廷晖
责任编辑：杨蓓　彭福希
责任校对：柳征
技术编辑：平晓玉
封面设计：邵冰

出版发行：长江出版传媒　湖北美术出版社
地　　址：武汉市洪山区雄楚大道268号湖北出版文化城B座
电　　话：（027）87679525（发行部）　87679548（编辑部）
邮政编码：430070
印　　刷：武汉精一佳印刷有限公司
开　　本：720mm×1000mm　1/16
印　　张：15.75
版　　次：2025年1月第1版
印　　次：2025年1月第1次印刷
定　　价：98.00元

致谢

　　我在创作这本书的十多年里获得无数关爱，使我不断得到快乐。如果没有众多亲友的帮助，这本书是绝不可能出版的。我在此尽己所能地对他们表示感谢，但也难免挂一漏万：

　　最应感谢的是我了不起的家人，当我凭着理想选择转专业时，他们给予我充分的信任。爸爸妈妈，我非常感谢你们，你们教我追逐梦想，遇到任何困难都坚持不懈。多纳尔、洛林、本杰明和艾米丽，这本书是献给你们的，也是你们的爱和支持的见证。感谢我亲爱的侄女阿瓦琳和侄子布伦南，感谢你们对姨妈的书如此感兴趣，并一直想参与到创作过程当中。当我在档案文件中苦苦求索时，你们的热情令我追寻故事的过程变得甜蜜。很难相信你们的年龄只和这部书相当，看着你们和书一起成长是非常特别的经历。

　　我从其他学者和朋友那里得到的鼓励和帮助是无价的，对我的学术生涯和《时尚与疾病》都是。我现在和曾经的同事、好友，感谢你们在我的学术生涯和本书创作过程中不断给予的建议和鼓励。必须特别感谢马克·史密斯博士对我这样的年轻学者的支持，以及休·贝尔西博士、克劳迪娅·格雷厄姆和罗伯特·马克斯通·格雷厄姆对关于玛丽·格雷厄姆服装内容的慷慨帮助。

　　我非常感谢詹姆斯·塞福德博士在我偶然产生创作这本书的想法之初给予我的巨大鼓励。我无法用语言表达乔治·伯恩斯坦博士的长期支持对我的重大意义：谢谢您给我一个机会，让我成为您的学生，也感谢您愿意支持我写一部讨论时尚和疾病的"新奇"论著。我还要感谢詹姆斯·博伊登博士和亚里沙·普兰特博士，他们在这本书还只是一篇论文时就给予了重要支持。你们的友谊和智慧是无价之宝，我非常感激。我也受益于大量档案工作者的慷慨帮助，我必须特别感谢剑桥大学图书馆稀有书籍馆的工作人员，他们大幅提高了我在馆查询资料时的效率。出于同样的目的，感谢我的好朋友雷纳·多玛斯奈兹博士，他为我促成了为创作本书而进行的一些短途出差。正当我准备开始我的研究时，卡特里娜飓风袭击了新奥尔良，杜兰大学关闭，我没有了资金来源。雷纳于危难之中拯救了我和我的学术生涯，让我免费完成了第一次英国之行，随后又多次帮助我前往英国。我还要特别感谢我的朋友史蒂夫·梅森博士，他安排我进行了随后的多次出差调研，使我得以完成这本书和我的下一本书。

目录

序言

　　18 至 19 世纪，在无数个家庭中不断重演的悲剧降临到卡斯卡特家族。母亲、父亲、儿子和两个女儿相继因结核而去世——而二女儿玛丽的惨死，把结核的痛苦表现得淋漓尽致。这位美丽、优雅、善良、聪慧的女士深受家人特别是丈夫的喜爱。她于 1792 年香消玉殒，所有措施都无济于事。玛丽·格雷厄姆（Mary Graham，1757—1792 年）是卡斯卡特九世男爵（ninth Baron Cathcart）的女儿，她于 1774 年 12 月 26 日与巴尔戈万的托马斯·格雷厄姆（Thomas Graham）结为夫妻。毫无疑问，玛丽·格雷厄姆吸引了画家托马斯·庚斯博罗（Thomas Gainsborough）的注意。他为这位 18 岁的新娘绘制了肖像，被休·贝尔西（Hugh Belsey）赞誉为其最杰出的肖像作品之一（见彩图 1）。

　　这对夫妇彼此深爱着对方，托马斯竭尽全力地维护妻子的健康。虽然托马斯的庄园在苏格兰，但他们在英格兰的温和气候下生活了多年，以减轻天气对玛丽脆弱体质的影响。托马斯和玛丽还去了许多疗养胜地，比如去布莱顿洗海水浴，也到过克利夫顿疗养，结核患者对那里推崇备至。事实证明这些还不够。为了玛丽的健康，他们便多次出国疗养，包括前往比利时的一个温泉浴场，还于 1780 年去了葡萄牙。托马斯·格雷厄姆 1781 年对葡萄牙之旅中玛丽的状况作了这样的描述：

> 我想明年我们很可能不会在家过冬。尽管格雷厄姆夫人乐于出行，而且令人惊讶地承受住了舟车劳顿，但我希望她不必再次出国，去英格兰最南端的某个地方可能是更明智便捷的选择，那里的气候也比英国其他地方温和得多。

他们回到英国，到莱斯特郡租了一栋房子，不再逗留于国外。

玛丽的健康状况继续恶化。1791 年，尽管法国革命正如火如荼，这对备受折磨的夫妇依然去了那里，希望温和的气候能对玛丽有益。在巴黎待了一段时间后，他们听从一同出行的韦伯斯特（Webster）医生的建议，在尼斯城外的波伊尔定居下来。他们在那里一直住到了 1792 年 5 月，希望能从海边空气中受益。玛丽的健康状况进一步恶化，1792 年夏天，她意识到自己的死亡已不可避免。因担心给丈夫带来更大的痛苦，她不想让丈夫知道自己的想法，向朋友纽金特（Nugent）夫人讲述了"丈夫对自己的深切关爱"，说"格雷厄姆先生是难得一见的好男人"，并对"他的痛苦"和"试图隐藏痛苦的努力"表示担忧。

她的医生提议这对夫妇去海上旅行，于是他们 6 月 19 日从尼斯启程。在出发前第 9 天，玛丽给丈夫写了一封信，打算等自己离世后再让他看到。这封信表明她已经放弃了与死神抗争，也对亲友表达了最后的关心。她对心爱的丈夫托马斯写道："没有你，我一刻也活不下去。我很乐意先走一步。希望这能让你稍感宽慰。"尽管她已经放弃了康复的希望，但托马斯的日记表明，她在甲板上愉快地用餐，阅读《堂吉诃德》。他写道："她一点儿也不像病人，毫不在意这场大劫，而对他人因她而产生困惑和尴尬感到好笑。"尽管托马斯对妻子充满了柔情蜜意，但玛丽去世时他并不在场。玛丽的医生向他保证说玛丽不会很快离世，于是他于 1792 年 6 月 26 日从伊埃雷上岸寻找住处。但当他回来时，玛丽已经离开了人世。托马斯哀叹道："我无法表达我有多么懊悔，没能陪伴我的天使走完最后一程。"

玛丽的死并没有终结托马斯的磨难，为把玛丽的遗体从革命中的法国送回故乡，他遇到了大麻烦。7 月 14 日，他的船在图卢兹城外被国民卫队和志愿兵拦下。接下来的事使托马斯陷入了极度的恐惧和愤怒，他写道："一群半醉的暴徒……持着滑膛枪……坚持要查看密封的棺材。"尽管他有市政官员签发的通行证，尽管他试图阻止这些暴徒，但"他们还是用粗野的暴力把所有东西都打开了"。这些暴徒非常野蛮，以至悲伤的托马斯认为有必要让韦伯斯特医生检查玛丽的遗体。当听到遗体"没有损伤"时，他深感欣慰。然而他坚持必须更换一口新的铅制棺材。

托马斯·格雷厄姆一直没有从玛丽的离世中恢复过来，也不忍看到她的遗容——他把庚斯博罗绘制的画像卷起收藏。然而，他保留了玛丽的纪念物，包括结婚戒指，并在之后 50 年的独身生涯中一直戴着它。他还留下一件更能引起追思的遗物——玛丽最后时光穿的一件礼服（见彩图 2）。这件礼服揭示了结核给它主人带来的折磨，玛丽最后时刻的身材极为消瘦。它是一个短暂生命的缩影，也让人记住了这位被结核夺去生命的可爱姑娘的最后时光。服装不仅是结核的证据，两者还通过多条渠道紧密关联。

结核概览

18 世纪末 19 世纪初，崇尚美丽的文化与结核的流传相互交织，在美学的高潮下，疾病的肆虐暗流涌动。令人难以置信的是，这种以咳嗽、消瘦、发烧、持续腹泻、咳痰和血为特征的疾病，不仅成为美丽的标志，也成为时尚的象征。主要是因为各种作品中的辞藻美化了结核，使它充满了女性美。

对结核的描述与天花、霍乱和伤寒等其他疾病大相径庭；这些差异既出于疾病的症状，又源于病人的阶级分布。尽管结核也使患者身体受损，但它不像天花或霍乱那样让人毁容。与之相反，结核，强化了患者身上消瘦和苍白等被视为魅力的特征。结核是长期持续的慢性病，这也与其他疾病迥异。与急性的大范围流行病不同，结核能感染各个时代的所有阶级。然而自 18 世纪末起，结核病的死亡率逐步上升。巅峰时期，欧洲 25% 的病死者与它有关，到 1850 年之后才逐渐下降。结核患者人数的曲线与其症状一样平缓，到 19 世纪中叶，这种情况才有所改变。

1780 至 1850 年间，结核与日新月异的审美和时尚观念密切相关。结核症状不仅与流行的美丽典范相融，患者往往还充满了美学魅力。这种状况是由一系列因素促成的，包括疾病死亡率、疾病治疗手段的进步，以及当时重要社会运动的影响。这些影响深远的变化，塑造了结核的文化形象。这在医学论文、文学著作、诗歌，以及试图定义女性角色和时尚的作品中都有阐述。这些作品都用生动的例子，把美的特征与结核症状联系在一起，形成了一种共识，即结核能让女人变得更美。

社会情境

疾病体验不仅是主观上的，也取决于其文化环境，后者受到地理环境与历史周期的影响。由于社会和疾病之间错综复杂的关系，承载价值观的健康和疾病观念，影响范围不仅限于当时的医学知识和生物证据。受苏珊·桑塔格（Susan Sontag）启发，克洛迪娜·赫尔兹里奇（Claudine Herzlich）和雅妮娜·皮埃尔（Janine Pierret）指出："在所有社会中，生物组织和社会结构之间都存在对应关系。"正是通过这两者的互动，"在表达个人和社会之间关系的语言中，形成了描述疾病的独特话语"。这一过程主要是由身体定义的变化及其与健康和疾病的关系决定的。苏珊·桑塔格对隐喻在疾病体验中作用的研究——特别是她对比了结核的浪漫描述和一些疾病（包括癌症和艾滋病）的耻辱标签，是阐释疾病文化创造方式的重要里程碑。米歇尔·福柯（Michel Foucault）等社会学与历史学理论家认为疾病是由意识形态、社会结构和经济学创造的。因此，疾病反映了定义时代精神和社会价值的复杂环境，以及它身处这一时代的特定含义。几个世纪以来，描述结核的术语各不相同，这反映了语言表述对疾病隐喻的重大影响。这些术语也反映了不同时代对这种疾病的理解，体现了人们对结核的产生原因、过程和意义长期以来的困惑不解。人们曾用多种怪异的名称给结核进行分类，这些言辞上的变化反映出人们对疾病的新认识和新态度。

结核病（tuberculosis）一词直到 19 世纪下半叶才被广泛使用；此前这种疾病多被冠以其他名字，如痨病（phthisis）、消耗病（consumption）、瘰疬（scrofula，指感染肺部以外区域的结核）等。曾用于描述结核的其他术语还包括：瘦病、肺炎、衰弱、狼疮、墓地咳和潮热等。1725 年，理查德·布莱克莫尔（Richard Blackmore）指出，这些千差万别的命名给结核的分类造成了极大的困难。他认为应该沿用古代医学之遗赠，采用痨病（phthisis）这个源自希腊词根的词。这个术语在 16 世纪已经普遍使用，并被解释为身体消瘦、凋零、衰朽，其典型症状为晚期常见的出虚汗和消瘦。

1660 年之前，痨病（phthisis）一词指肺结核造成的消瘦，尽管这个词一直沿用到 19 世纪，但它越来越多地被结核所取代。这个术语反映了这样的事实：这种病似乎是由里而外地侵蚀患者，使他们形容消减、日渐憔悴。尽管非常形象生动，但这个术语既不精确，也不专一，因为它被用于表示多种消瘦病症。1847 年，亨利·德尚（Henry Deshon）对术语的滥用抱怨道："痨病一词，通常指肺部疾病，但用法过于模糊，往往被滥用于各种病症……肺部消耗病或肺痨能更精确地表达由结节（tubercle）造成的健康状况恶化。"这些千差万别的术语，以及有时相互替换的混乱用法，表明了人们对这种疾病的认识和诊断长期存在困惑；然而，结节在病理学中的地位越来越重要（见彩图 3）。

结核病（tuberculosis）一词于 1839 年首次刊载于出版物中，苏黎世的医学教授舍恩来因（J. L. Schonlein）提议将该词用作这一类疾病所有表现的通称。其词根结节（tubercle）通常被理解为病理学因素。它源自拉丁语 tuberculum，意为"肿块"。结核病这一术语反映了病理解剖学日益增长的影响力，医学研究人员不断探索结核在疾病因果关系中的确切作用。1852 年，亨利·安塞尔（Henry Ancell）为各种结核相关词汇定义了用法：

> 结核病一词用作消耗病和瘰疬等局部病症的统称，结节（tubercle）
> 指特定病症因素，结核性（tubercular）指与结核有关的症状；但由于之

前的学者混乱地使用这些术语，严格遵循这些规则是不切实际的。

尽管如此，直到 20 世纪初，"结核"才取代了"消耗病"和历史更久远的"痨病"。罗伯特·科赫（Robert Koch）1882 年发现了结核分枝杆菌，是病菌理论被接受的里程碑，也为结核病一词的广泛使用铺平了道路。

学术界眼中的结核

学术界对结核的关注本身就反映了社会和文化中的具体问题——特别是关于阶级、贫困、国家角色的问题。因此，尽管学者们长期以来一直对这种"白色瘟疫"的研究感兴趣，但他们主要关注的是，如何解释它死亡率的下降，或者分析各国减轻其影响的措施。20 世纪 80 年代，结核再次被视为重要的公共健康威胁，有给艾滋病毒（HIV）携带者造成混合感染的趋势。于是对结核的关注急剧上升，20 世纪 90 年代，许多关于结核的著作在美国发表。

威胁并没有降低，结核再次成为一个巨大的全球公共健康问题。2007年，大约有 170 万人死于结核，有 927 万个新病例。更让人震惊的是，全世界三分之一人口被认为感染了结核分枝杆菌（见彩图 4）。多重耐药结核（MDR-TB）的发病率不断增加，广泛耐药结核（XDR-TB）出现，以及几十年来对药物疗法的依赖，使全球根除结核的努力举步维艰。这些因素综合起来，"有可能使结核治疗回到抗生素之前的时代，当时结核患者的死亡率高达50%"。目前治疗多重耐药结核的方法包括 8 到 10 种不同药物的组合，疗程平均为 18 至 24 个月。尽管有这些激进的策略，但在 XDR-TB（广泛耐药结核）病例中，还是有近 30% 的治疗失败了。

关于结核的新科学著作不断涌现，包括不断更新的疾病史，反映了人们对结核的持续关注。然而，专门探讨英国结核病的作品依然比较稀缺。琳达·布莱德（Linda Bryder）的《魔山之下：20 世纪英国结核病社会史》（*Below the Magic Mountain: A Social History of Tuberculosis in Twentieth-Century Britain*，1988 年）是为数不多的这类作品之一，重点关注 19 世纪末至 20 世纪的结核。总的来说，19 世纪的结核研究要么着眼于世纪初对这种疾病的观念，关注工人阶级的感染情况，要么致力于评估世纪末的疾病状况。这些作品通常注意到了围绕结核的浪漫迷思，但这一主题并未被充分发掘，直到克拉克·劳勒（Clark Lawlor）的《消耗病与文学：浪漫之病的前世今生》

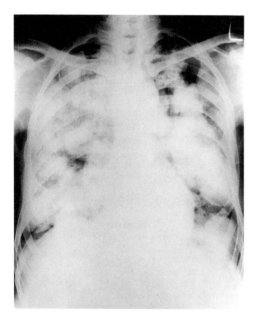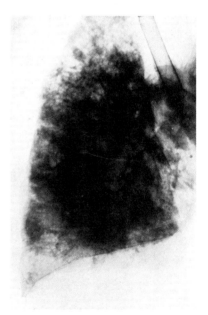

图 0-1　左图：结核的胸腔 X 光片。右图：结核病死者的肺部照片。弗朗西斯·亨利·威廉姆斯（Francis Henry Williams），《伦琴射线在医学和手术中的应用》（纽约和伦敦：麦克米伦出版社，1903 年）。伦敦威尔康图书馆。版权依据知识共享署名许可协议（Creative Commons Attribution only licence CC BY 4.0）。

（*Consumption and Literature: the Making of the Romantic Disease*，2006 年 ）问世。劳勒的作品聚焦于生理科学和文学描绘之间的差异，至今仍是唯一深入研究结核"美学"的作品。然而，他主要关注文学，没有深入探索结核在时尚界的影响，也没有详细研究它与时代审美理想的对应关系。即使是这一主题的最新作品，如凯瑟琳·伯恩（Katherine Byrne）的《结核与维多利亚时代的文学想象》（*Tuberculosis and the Victorian Literary Imagination*，2011 年）和海伦·拜纳姆（Helen Bynum）的《咳血：结核病史》（*Spitting Blood: A History of Tuberculosis*，2012年），也只是简单提及了这种疾病与美学的关系。

　　女性、时尚、美三者紧密关联，这种密切联系也改变了结核在社会中的形象。18 世纪末至 19 世纪上半叶，结核对中上层女性的个体和社会角色都产生了深远影响，而这些效应又反过来作用于结核本身。探究这种相互影响的本质是本书研究的重点。当时长期流行的一种观念是，结核这种中上层阶级的疾病，不仅多发生在美女身上，也能给受害者的魅力增添光彩。因此，结核被美化为一种对女子有益的病痛，在审美理念和时尚方面受到热捧。然而矛盾的是，社会时尚和奢华生活"刺激"了易感染结核的中上层女性以之为美，而女性固有的特质使她们更容易受到这种疾病的戕害。一些服饰和时尚行为被认为可能引发结核，但由于结核有助于"美貌"，人们普遍无视这些警示。结核被描绘成一种毫无痛苦、优雅美丽的离世方式，尽管事实并非如此。对结核的这些荒谬幻象是如何与可怕事实共存的？此外，为何这种疾病在美学上不仅被诠释为激情与爱情的产物、天才和灵性的象征，还被视为体态优雅、光彩照人的标志？

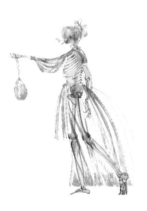

第一章
疾病探究

结核死亡数

19 世纪，人们观念中的可怕流行病（如鼠疫和天花）被结核超越。17 世纪中叶开始，结核在英国出现得越来越频繁，它的流行性很快为人所知。吉迪恩·哈维（Gideon Harvey）1674 年在《英国疾病：结核解剖学》中对最易感染结核的人群作了阐述：在英国，我们极可能发现，结核不露形迹地夺去了许多人的生命，这些人包括学生、神甫、医生、哲学家、深陷恋爱者等。哈维这本书书名中的"英国疾病"，表明结核在英国大范围流行，而且这种"社会祸患"的传播特性与众不同。

通常，传染病具有固定的感染模式。起初，它们传播非常快；达到一定程度后，强度和发病率会逐渐减弱。尽管结核的传播进程不像其他传染病那么"迅速"，它依然遵循典型的感染周期，进程通常非常缓慢，不是几周或几个月，而是需要几十年。在欧洲，结核病的流行曲线始于 17 世纪后期，于 19 世纪中期达到顶峰。19 世纪末，全世界的病死者中，七分之一死于结核。即便到 1940 年，结核夺走的生命仍然比其他任何一种传染病都要多。在英国，

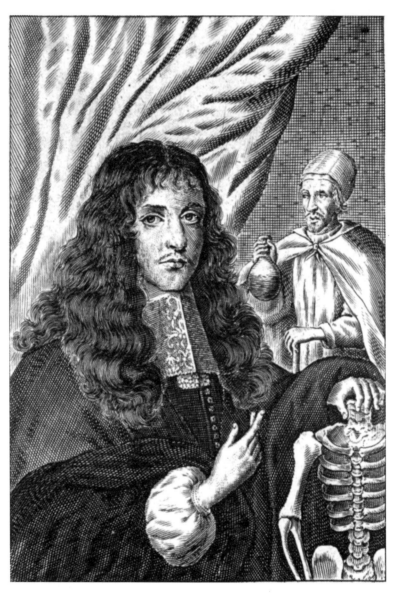

图 1-1《吉迪恩·哈维像》。赫托什（A. Hertochs）绘。伦敦威尔康图书馆。版权依据知识共享署名许可协议（Creative Commons Attribution only licence CC BY 4.0）。

在 1840 年之前的 200 年里，结核是最重要的传染病，发病人数几乎和所有其他疾病的总和一样多。不管精确数据是多少，可以确信的是，18 世纪结核死亡数不断上升。人们普遍认为这种疾病广泛流行且极易致命。例如，威廉·布莱克（William Black）写了几部关于医学统计的著作，他在 1788 年写道："伦敦六分之一到五分之一的病死者死于结核；几乎是天花的两倍"，而且"肺痨、肺痨、肺痨……"充斥于伦敦的死亡记录。

它能感染各种各样的人群，豪宅和公寓的居民都无法幸免，这加剧了它的破坏力。结核在城市中心十分猖獗，但又不仅限于城市，也不区分性别、地位、年龄或职业。1818 年，约翰·曼斯福德（John Mansford）指出结核在不断扩散：

> 结核最重要的特征是日益扩散。毫不夸张地说，它是这个国家面临的大患；它迈着令人恐惧的步伐走向我们……很可能……在过去一个世纪里，英国死于结核的人数增加了三分之一；现在已经达到了骇人听闻的每年 55000 人。

尽管人们确信结核死亡人数有所增加，但由于缺乏准确的数据，确定精准的结核死亡数仍很困难。当时结核诊断的不确定性，加剧了这一困难。此外，结核发病缓慢，直到晚期才有明显症状，而结核混乱的命名也使确定死亡人数更为困难。肺痨和结核这两个术语，常被滥用于一些不相关的疾病。因为结核常被用于指称各种使体重减轻的疾病，准确诊断也特别困难。

尽管存在种种困难，但毫无疑问 19 世纪可以被称为"结核时代"，因为这种疾病的实际病痛和心理影响都举足轻重。19 世纪也可以称为医学统计的时代。19 世纪之前，英国还没有定期或准确的病死人数的记录。然而，有些医疗机构和一些城市曾经试图保存出生和死亡记录。1836 年，议会授权使这些工作正式化，并促成一套全国性的出生、死亡和婚姻登记系统的建立。次年，统计学家兼医生威廉·法尔（William Farr）放弃了医疗工作，临时受雇于登记总部，分类整理这些信息。1839 年，他的职位转为正式性的。随着法尔发表《出生、死亡和婚姻登记总部的第一份年报》（*The First Annual Report of the Registrar General of Births, Deaths, and Marriages*），英国官方开始系统地记录包括结核在内的各种疾病的死亡率。

这些新的统计数据见证了结核对人类生活造成的全国性破坏——这种情况没有逃过记录人的注意。研究员之一的亨利·吉尔伯特（Henry Gilbert）写道："根据登记总部的报告，在 1837 年 7 月 1 日至 12 月 31 日的六个月中，结核夺去的生命比霍乱、流感、天花、麻疹、疟疾、斑疹伤寒、狂犬病、中风、疝气、绞痛、肝病、结石、风湿、溃疡、瘰病和骨伤加起来还要多！"吉尔伯特很快依据这些统计数据指出："没有什么疾病像结核这样普遍，这么致命。根据最可靠的数据，经医务人员计算，英国和爱尔兰四分之一的疾病死亡是它导致的。" 1850 年，《年报》（*Annual Reports*）公开指出，大城市的结核死亡率非常高。极高的死亡率增强了人们的忧患意识，并使医学界在整个 19 世纪下半叶关注这种疾病。1882 年，罗伯特·科赫就结核的影响写道："如果以病死人数为疾病严重性的衡量标准，那么所有其他疾病，特别是最可怕的传染病，如鼠疫、霍乱等，只能排在结核之后。统计数据表明，全世界七分之一的病死者死于结核。如果只计算有劳动力的中青年群体，结核造成的死亡则达到三分之一甚至更多。"

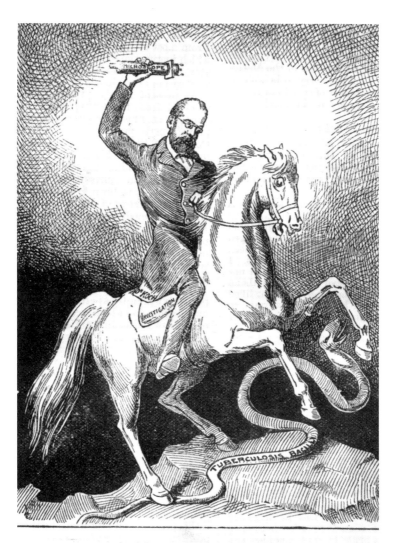

KOCH AS THE NEW ST. GEORGE.

图 1-2　罗伯特·科赫分离出结核杆菌，被人们奉为新的圣乔治。编号：
3362301。霍顿档案馆／盖蒂图像

疾病的病理解剖学研究

19 世纪早期，人们不仅逐渐意识到疾病的严重性，对结核的态度也反映了病理解剖学方法在疾病治疗中的主导地位。18 世纪，疾病定位的理念不断发展，医生们从病理解剖学的角度探索和理解疾病。18 世纪 60 年代，意大利解剖学家莫尔加尼（G. B. Morgagni）在其著作《疾病位置与病因》（*De sedibus et causis morborum*）中将疾病与解剖学发现联系起来，催生了一种观念——医学研究者应该通过尸体解剖将症状和损伤联系起来。他强化了病理学和精确疾病定位的功用，给疾病理论带来划时代的变化。在这种新解剖学视角下，医学研究不再只关注整体，开始聚焦于局部。活的患者表现出的症状与死后解剖发现的结构变化之间，联系越来越紧密。法国著名病理解剖学家泽维尔·比沙（Xavier Bichat）创立了这一观念，并要求医生进行解剖，发现病理。支撑这种新研究方法的理念是，疾病有特定的病理表现，对这些细节的研究可以揭示疾病的成因。研究方法的改变催生了新的疾病分类方法；然而，对于结核来说，解剖学信息深度和准确度的提高，带来的疑问比解答的问题更多。

在结核中，病理解剖学方法仅限于诊断，以及识别病理指标，却未能阐明这些病态表现的原因。医学研究者逐渐开发出新的方法和工具来研究疾病发展的过程，不仅研究死者，也开始研究活体。叩诊的出现和听诊器的发展，大大提高了人们对结核的认识，并有助于诊断。泰奥菲尔·亚森特·雷奈克（Theophile Hyacinthe Laennec）1816 年发明的听诊器成为医学解剖学新方法的主要工具（见彩图 5）。听诊器利用声音"解剖"活体，为研究患者提供了一种新工具；病理学不再仅仅研究死者，也开始研究活体。听诊器和随之而

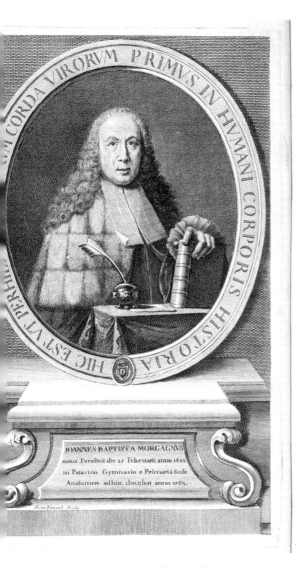

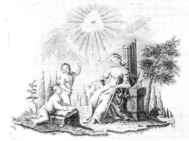

图 1-3　乔瓦尼·巴蒂斯塔·莫尔加尼，莫尔加尼《疾病位置与病因》(威尼斯：雷蒙迪尼尼，
1761 年) 的扉页和卷首，伦敦威尔康图书馆。版权依据知识共享署名许可协议 (Creative Commons
Attribution only licence CC BY 4.0)。

来的诊疗方法显著地改变了对呼吸系统疾病的治疗，雷奈克也将他的新设备用于结核。他在 1819 年以法语出版了《论胸腔疾病与间接听诊》（*A Treatise on the Diseases of the Chest and on Mediate Auscultation*），1821 年该书被译成英语。这部著作清晰地描述了对结核的临床诊疗过程。在这部著作中，雷奈克不仅确立了诊断结核的指导思想，还提出结节是疾病的表征，无论它是位于肺部，还是肝脏和肠道等其他部位。雷奈克提出了成体系的结核病理，而直到 1882 年发现结核杆菌后，它才为人们所公认。 1843 年，约翰·黑斯廷斯（John Hastings）向雷奈克的贡献致敬道：

> 虽然在雷奈克之前有各式各样关于结核的作品，但他通过听诊获取的大量发现，打开了新的视野，开创了另一个时代……但是，不可思议的是，随着辨识结核特征的知识增长，治疗手段的效果却似乎在下降；因为自听诊器被发现以后，结核变得前所未有的致命。

同时代的加斯帕尔·洛朗·贝勒（Gaspard Laurent Bayle）在著作《肺结核研究》（*Recherches sur la phthisie pulmonaire*，1810 年）中也认为结核是一种独特的疾病，而不是由前期身体不适引发的流行性消瘦症。此外，他断言结节是先于外部症状形成的。贝勒坚信，结核最明显和最易识别的症状表明了疾病发展的程度，而没有可见典型症状并不代表没有染病。贝勒的《肺结核研究》对最常见的病理表现作了分析，并系统地研究了疾病发展过程中的组织变化。为此，他做了 900 多次尸检，并将其结果与自己的临床观察结合起来研究。病理和临床结果的比较使他得出结论——小结节是其他结核病变的根源。他宣称结核患者体内的其他并发症，包括在肠、喉和淋巴结中观察到的并发症，是结核的产物，而不是单独的疾病。

罗伯特·卡斯韦尔（Robert Carswell）爵士的《病理解剖学》（*Pathological Anatomy*，1838 年）综述了雷奈克、贝勒和加布里埃尔·安德拉尔（Gabriel Andral）等医学研究者对结节的大量描述，并对其看似形态各异的特征做了判定。当时有大批英国医务人员到法国学习新的病理解剖学思想，卡斯韦尔是其中的佼佼者。在法国，他观察了解剖，并在与皮埃尔·查尔斯·亚历山大·路易（Pierre Charles Alexandre Louis）、雷奈克相处时，掌握了新的医疗技术（如间接听诊）。卡斯韦尔最负盛名的也许是他在法国绘制的精美绝伦的解剖学插画；此外，为使病理解剖学在英国成为一门独特的医学科目，他也做出了巨大的贡献。罗伯特·卡斯韦尔还论证了，要准确判定结核病因和进程，依然非常困难。他做了很多解剖，并画了大量彩色插画，这些插画展示了疾病的局部特征；然而，他附上的案例说明提出了一种更全面的解读方式。关于结节，《病理解剖学》提出了几个一直困扰医学界的问题（见彩图 6）。这些病变的渊源是什么？它们到底是什么病症，是否与结核进程有关？一种流行的观点认为结节是小的受损腺体，结节增大会带来人体病变。另一些人认为结节是疾病滋生的新组织，并以肿瘤的方式增生。从结节的大小和一致性到它们的起源和位置，各种猜测此起彼伏。关于结节性质的研究，也对肺部结节和身体其他部位结节之间的确切关系提出了质疑。1849 年，罗伯特·赫尔（Robert Hull）提出："结核是一种系统性疾病。肺可能单独受损，也可能与腹部内脏共同受损。"问题依然很多，例如：瘰疬患者体内的肺外结节和结核有关系吗？尽管贝勒和赫尔等人的著作影响深远，但大多数医生似乎认为这些不同的病理症状是其他不相关疾病导致的结果。

为了将这些浩如烟海的信息理清楚，医学研究人员根据溃疡、结节或空洞的类型，对不同情况进行了分类。结节出现在肺外的病例不称作结核，而且直到 19 世纪末以前，人们认为它们是其他疾病，有自己的病因和治疗方法。卡斯韦尔主张关于结核的研究应该属于病理解剖学的范畴，他也承认当时知识的局限性，并谈到自然和经济等其他因素的影响，以及疾病的后天和遗传性质发挥的作用。但其本质是什么？必须建立一种理论来弥补病理解剖学方法留下的漏洞，而遗传的许多疾病，包括结核的成因，适于弥补这一漏洞。

人们普遍认同结核的流行性和破坏性，但确定其原因、诊断和治疗方法却非常困难。1808 年，詹姆斯·桑德斯（James Sanders）对这一普遍的认识不足哀叹道：

> 人们几乎很难从这些著作中看出，作者曾试图把症状按其发生顺序解释清楚，这也许是他们无法就结核的性质达成共识的主要原因，尽管结核已经夺去了太多的生命，尽管他们已经以极大的耐心对无数病例做了解剖学研究。

将近半个世纪后，困惑依然存在，1855 年，亨利·迈克写道："几代人以来，结核一直是医学的耻辱。也许没有一种疾病曾经历过如此耐心的研究，然而也没有一种疾病带来如此多困扰，使如此多人步入绝望或向经验主义寻求逃避。"

第二章
结核怪象：家族病

传染病？

病理解剖学增进了人们对人体内结核的了解，然而，它丝毫没有解决有关结核起源的困惑。关于这个问题的众多理论千差万别。在欧洲大陆，特别是在南方，结核通常被认作一种传染病，可通过空气传播，也可由接触感染者或其用过的物品传播。在其他地方（例如英国），结核病被视为体质崩溃的结果，并被认为是可遗传的缺陷，会像面部特征和头发颜色一样由父母传给后代。传染理论未能解释所有观察到的结核病例，许多理论家认为，结核既是传染病，又是遗传病。吉迪恩·哈维等医生强调结核和个人缺陷之间的联系，同时认同传染对结核也有重要影响。他这样描述结核：

> 结核因其巨大的破坏性，往往与最严重的流行病相提并论，因为除了瘟疫、天花和麻风病，结核的流行性远超其他疾病。此外，从病变、溃烂、结核的肺中呼出的气息，最容易感染健康的肺；许多人仅仅因为

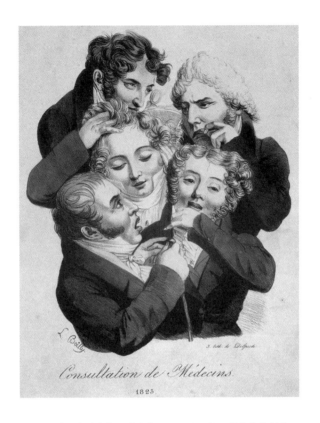

图 2-1 《时尚的年轻医生们》。石版画，布伊利和德尔佩什。
伦敦威尔康图书馆。版权依据知识共享署名许可协议（Creative
Commons Attribution only licence CC BY 4.0）。

接触结核患者的气息和唾沫而染上结核，另一些人因为喝了结核患者喝
过的水而染病；甚至有人因穿结核患者的衣服而染病，尽管原患者已经
离世两年。

尽管哈维倾向于认为结核属于传染病，但他也写道，这种疾病经常"由
结核的父母传给他们的孩子，因此结核也是遗传病，先辈可能使整个家庭染

病"。

　　17 世纪末，人们对传染理论的怀疑不断增长。北欧医生以结核感染了一些家族中的所有成员为证据，证明它是一种遗传性的体质缺陷。 18 世纪，针对结核病的传染性，南欧和北欧间产生了明显的分歧，许多北欧人否认结核会传染。 19 世纪，很多英国人质疑传染理论缺乏实证。《结核论》（*A Treatise on Tuberculosis*，1852 年）写道：

> 然而，传染理论终究基于非常模糊和不充分的证据；如曾长期护理病人的人染病；或者夫妻间感染——夫妻二人一直睡在一张床上，直到其中一人去世……与患者接触的人中，有少数人染上了结核，但与之相对，其他数以万计的人并未受感染。

　　对传染病说的否认，推动了其他对结核解释的发展，遗传学是逐步被纳入病因理论体系。19 世纪初，许多研究者认为，结核、痛风和精神错乱等病症，是多方面病因的产物，环境和生理因素都有难以捉摸的影响。然而，关于结核成因的激烈争论仍在继续，传染说、遗传说、体质说、环境说都不乏支持者。得到普遍认同的是，有些人天生容易感染结核。

体质

　　随着解剖病理学越来越流行，体质因素被认为是多种慢性病的主要成因，其中包括结核。1806 年，约翰·里德（John Reid）清晰地陈述了体质因素：

> 得到公认的是，不管出自什么来源，结核患者有一些共同的体质特

征。结核这个毁灭天使，既惩罚某些背离天性的行为，又倾向于攻击具有特定体质的人群。虽然没有人可以丝毫不担心染上结核，但每个人染上结核的概率区别很大……生理、年龄、性别、职业、生活习惯，都可能影响感染结核的概率，或者更系统地说，可能成为染上这种可怕疾病的原因。

"结构体质说"认为，人体是有序的结构，其基本特征源于遗传，于是，有些人身强体健，抵抗力强；有些人身体虚弱，容易生病。通过将体质置于解释染病过程的核心，医生们精心设计了一套生理学病因假说，使得很多人认为，天生的体质失衡几乎无法纠正。

某些病症逐渐开始与遗传概念错综复杂地联系在一起。贺瑞斯·沃波尔（Horace Walpole，1717—1797 年）回忆了虚弱体质对自己家庭和童年的影响，他说："正如你们所见，我的身体一直极其虚弱，虽然我直到 40 岁痛风以前，从未对体质有所抱怨。我的两个姐妹染上了结核，并因此去世。所以我的母亲尽心竭力照顾我，防止我染病（我曾无意中听到有人说，'那个孩子不可能活下来'）。这种照顾和关心很快转变成极度溺爱。"医疗从业者认为，遗传疾病嵌入个人的体质中，能以多种方式表现出来，如沃波尔家族成员的结核和痛风（见彩图 7）。詹姆斯·克拉克（James Clark）爵士在著作《肺结核论》（*Treatise on Pulmonary Consumption*）中指出了体质的重要性："如果希望准确地理解结核，我们的研究必须超出肺病范畴，它只是一个次要因素。结核源于原本存在的体质失调，是决定结节产生的必要条件。"

在几乎所有关于遗传病的论述中，体质和遗传病之间的联系都是显而易见的；但在加入了医生对体质的看法后，这套理论体系的重要性才充分凸显。

为治疗结核、癫狂、精神错乱等疾病，一些医生努力解释人体对这些疾病的抵抗力——他们能解释的非常有限。把病因归结于环境影响和生活方式，无法解释这些疾病的不可治愈性，因为病人行为和环境的变更，往往无法给疾病治疗带来任何帮助。慢性疾病和体质交织在一起时，医生能够解释它们不能影响结核等疾病的结果。由于坚信这些疾病与体质有关，医生也倾向于认为它们是遗传性的。

在只有部分人染病的家族中，遗传同样产生了重要影响，因为遗传的不是疾病本身，而是易感染结核的体质。正如托马斯·里德（Thomas Reid）在 1782 年所说："体质脆弱、虚弱、纤弱的人往往会染上这种病，而一些家族中有许多这样体质的人。说它是一种遗传病是有些道理的。"结核给勃朗特（Brontës）这样的家族带来了巨大的影响。极为不幸的是，勃朗特家族的成员，相继死于这种疾病（见彩图 8）。两个姐姐，玛丽亚（Maria）和伊丽莎白（Elizabeth），于 1825 年死于结核。接着悲剧又降临到勃兰威尔（Branwell，1848 年）、艾米莉（Emily，1848 年）和安妮（Anne，1849 年）身上——她们都死于结核。夏洛蒂（Charlotte）于 1855 年去世，很多人认为，其死因是怀孕期间染上结核，症状不断恶化，终致病入膏肓。 1849 年 1 月，夏洛蒂写道："自 9 月以来，疾病缠住这个家不放。奇怪的是，过去并无迹象，但我现在怀疑，这一切已经持续多年了。我们中的每一个人都没有强健的体魄，没有注意到身体的逐渐衰竭；我们没在意它的症状：轻微咳嗽、食欲不振、容易感冒，这些被认为是常见的小病。现在，我开始以不同的眼光看待它们。"1836 年，艾米丽·肖尔（Emily Shore）谈到了一个正遭受结核折磨的家庭：

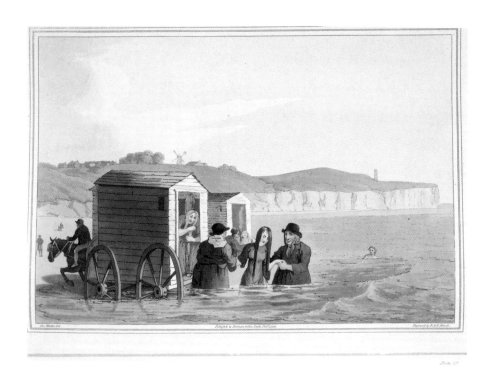

图 2-2　海水浴常被用于治疗体质脆弱。《海水浴》，出自乔治·沃克尔（George Walker）《约克郡风光》（伦敦：朗文、赫斯特、里斯、奥尔姆和布朗，1813 年）。纽约公共图书馆数字藏品（2016年 6 月 14 日收录）。

　　洗澡的女人……告诉了妈妈一些关于 36 号家庭的故事。他们家似乎有很高的死亡率。不少人刚到 20 岁就死了。我们看到灵车送走了他们家第四位英年早逝的人。而他们家还有一位女士命不久矣——显然是面色苍白的姐姐。我们不能确定他们因何而死；但这种病在他们家似乎传播得非常快，很可能是结核。

　　一个家族的多名成员染上结核，甚至整个家族都死于这种疾病，这样的情况频繁出现。于是，在北欧大部分地区，许多人认为这种疾病是有缺陷体质遗传的结果。体质说也为家庭中只有一名成员病亡的情况提供了合理的解释，因为可以称受害者是唯一继承脆弱体质的成员。19 世纪，医生和外行人都接受，结核从根本上说是家族遗传和生活环境的产物。如弗尼瓦尔（J.J.Furnivall）1835 年写道：

> 毫无疑问，"结核与这种特殊体质的遗传密切相关"，而且，结节多滋生在具有遗传易感性的人身上；而其他人主要因健康神经的病变而染病……这直接影响结核体的形成和位置。

遗传和体质，加上不利的气候条件和生活条件，似乎取代传染，成为令人信服的主要病因。一些医生辩称，如果结核具有传染性，家族中的每个人都会患上这种疾病。如《肺结核的本质、治疗和预防》（*On the Nature, Treatment and Prevention of Pulmonary Consumption*）写道：

> 结核，就像肢体骨折一样，不通过任何感染或传染来传播。然而，很可能发生的情况是，同一家族的人或住在同一公寓的人，受到同样体质和环境的影响，相继染上结核。这样整个家族往往都会被结核夺去生命。正是这一点，使得人们不仅相信结核可以在人与人之间传播，而且可以在家族中传播。

体质说和遗传说的理念之间，并非没有矛盾。尽管结核有在家族中遗传的倾向，但并没有表现出任何可预测的一致性。正如托马斯·巴特利特（Thomas Bartlett）在 1855 年所描述的："和痛风一样，人们经常发现家族中有一两代人没有染上结核，但随后的几代人又会得病。"为了解释这一问题，遗传易感性（hereditary predisposition）的概念出现了。这一概念为理论提供了桥梁，表明人继承的并不是疾病，而是易于染病的体质，只有在相应的环境条件和刺激下，人才会得病。

18 世纪末 19 世纪初，为解释疾病中各种奇异因素的影响，疾病素质（disease diathesis）说日益流行。在大多数情况下，素质（diathesis）这个术语用来表示疾病的易感性；然而，它有时也被用于描述永久性的身体损伤，这种损伤会演变成疾病易感性遗传下去。因此，素质既可能指造成易感性的急性损伤，也可能指易感性本身。由于疾病素质既可以遗传，也可能后天染上，可以说，遗传病是易病体质的副产品。对于痛风等病症，疾病素质被认为起初是后天染上的，然后遗传下去。约翰·默里（John Murray）的《肺结核论》（*A Treatise on Pulmonary Consumption*）阐述了父母体质在遗传病发展中的影响，他写道："关于亲子关系——瘰疬、结核、痛风或消化不良父母的子女，体质易受与这些病症有关的外部因素的感染；只有从这样的角度看，结核才可以说是遗传性的；而且，先辈的病症体质可能到第三代和第四代才会遗传。"

体质差异为观察到的死亡率差异和每个病例的发病进程提供了解释。结核的巨大危害和死亡率差异推动了对"结核病素质"和易感染结核特征的研究。由于只有反复出现的病症才会导致体质结构产生永久性变化，所以反复困扰患者的慢性病具有遗传性。1799 年，威廉·格兰特（William Grant）认为，只有当患病个体的体质大范围病变时，疾病才能传播。同样，在 19 世纪初，霍雷肖·普拉特（Horatio Prater）称："遗传性疾病和非遗传性疾病之间的最大区别似乎是，前者深刻而永久地改变了结构……而后者对每个部分都产生了较浅的影响。"这些陈述指明了疾病可能导致体质发生巨大变化的确切情况，这是一个与遗传素质相关的难题。对此，医生通常的回答是强调病症持续时

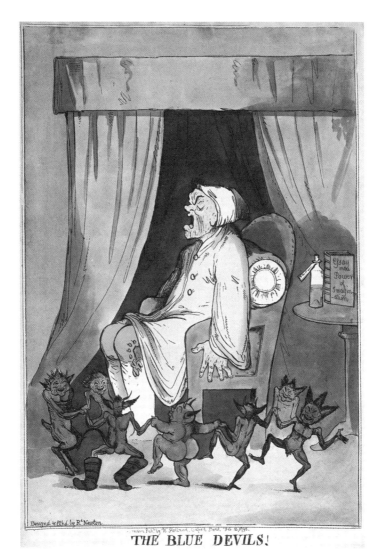

图 2-3　《痛风患者》（用一群跳舞的恶魔表现）。理查德·牛顿作（1795 年霍兰德出版于伦敦）。伦敦威尔康图书馆。版权依据知识共享署名许可协议（Creative Commons Attribution only licence CC BY 4.0）。

间的重要性。到 19 世纪，"素质"一词通常不再用于急性病，而专指慢性病，尤其是间歇性或渐进性地对患者产生影响的疾病，例如哮喘、痛风、癌症、癫痫、精神错乱，当然还有结核。

从 18 世纪末一直持续到 19 世纪，以遗传来解释慢性病变得非常普遍，在医学论文、病理学著作、教科书中都是如此。如 1834 年，詹姆斯·克拉克对有关遗传性和结核的理论作了小结，称遗传的不是疾病，而是一种体质易感性。"结核是一种遗传性疾病，换句话说，结核是由父母传染给孩子的，这是一个不争的事实；而且，我认为它还是其最准确的病因之一。"不少医生认为，一旦慢性病扎下了根，遗传病基本等同于不可治愈。也正因这类疾病近乎不可治愈，人们的注意力从治疗转向预防，寄希望于避免疾病素质的出现。

缓解而非治愈

结核是一种慢性病，具有显著的易感性和不可治愈性。因此，1827 年《柳叶刀》(*The Lancet*) 上的一篇文章提出"结核可以被治愈吗？"这个问题时，答案是显而易见的。"上帝保佑我，这是一个会令长期在解剖室工作的人嘲笑的问题……因为只要病症发展到一定程度，没有一种病症是可以被治愈的。"当时人们普遍认为，几乎无法阻止那些有结核易感性的人发病。19 世纪的许多医学研究者能提供的最好建议是——出生在一个没有病史的家庭。此外，他们确定结核的起源和发病方式，与性别、种族、职业、地位、生活条件，或这些因素的任意组合有关。1808 年，《肺结核论》描述道：

> 肺的原始结构常有缺陷——这一假设并不荒谬。在我看来，这种缺

陷是造成疾病的唯一原因。那些削弱整个人体系统的因素，如糟糕的食物、过度的性行为、多变的天气，并不比其他恶习更容易给肺部造成损伤。易感性的影响比它们大得多。

使易感性问题复杂化的是，一旦结核确诊，19世纪的医学专业人士对治愈几乎不抱希望。这导致人们对当时的治疗方案普遍不满。由于一些骗子声称有治疗结核的秘方，而卡辛（Cashin）小姐等绝望的受害者，又往往愿意尝试任何疗法，导致庸医诊疗一直是一个令人担忧的问题。这位年轻的女士担心她可能会因结核而病倒，于是接受了庸医约翰·朗（John Long）的治疗。他设计了一套疗法，包括用腐蚀性药水给她擦背，带来剧痛，引发感染，并导致她在1830年10月去世。约翰·朗被判过失杀人，尽管逃脱了监禁，但被罚250英镑。

结核的潜伏期长，症状模糊，在疾病的最后阶段前，常会导致误诊。一旦疾病显而易见，病人就已经过了医疗机构认为的有效治疗期。在一封给一位刚因结核而失去女儿的父亲的吊唁信中，写信人谈到了这些困难：

> 直到我收到你来信的前一天，我才听说你遭逢了如此沉重的厄运……我此前也没有意识到会有危险。你的医生失败了，但我相信肺部受损严重的疾病，治疗几乎没有效果。

人们普遍认为，传言中的成功治愈和积极结果，只是因为把其他可治愈的疾病误诊为结核。

结核的症状看起来千差万别，因而描述结核及其类型的术语非常之多。结核可能急剧恶化，正如威廉·布莱克所描述的："几个月内，病人就消瘦成一

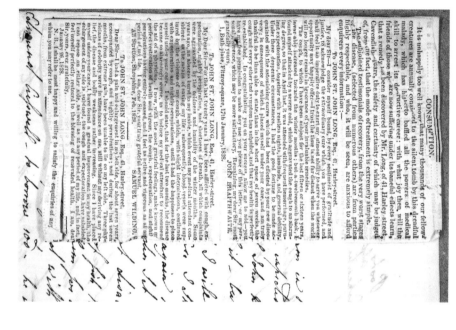

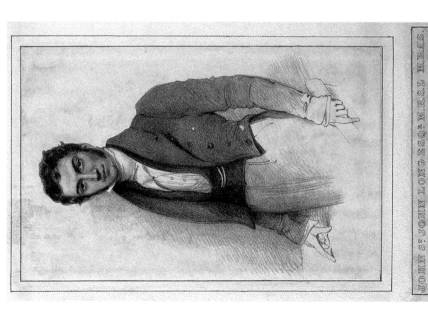

图 2-4 《约翰·朗像》，及一位结核患者的信"我想这值得你注意"，信中有约翰·朗医疗服务的广告（1828 年）。约翰·朗。石版画。伦敦威尔康图书馆。版权依据知识共享署名许可协议（Creative Commons Attribution only licence CC BY 4.0）。

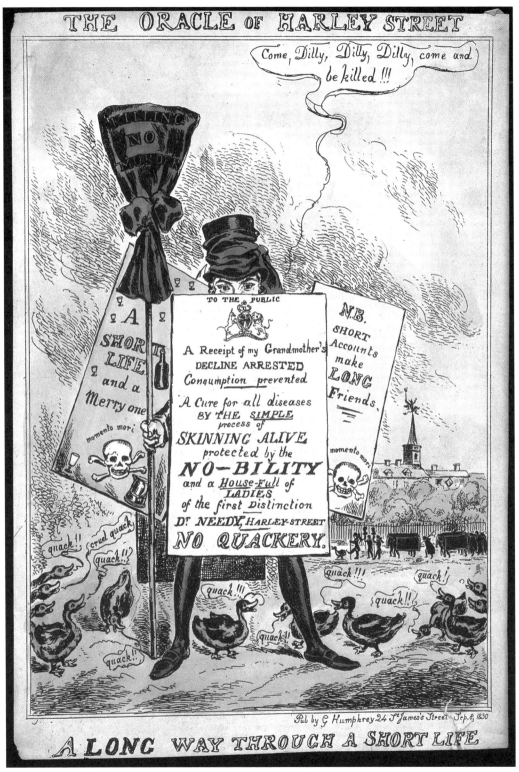

图 2-5 约翰·朗被装扮成葬礼哀悼者，周围是鸭子和牌子。牌子上写着他的病人死于医疗事故的病例。"哈利街祭司"。彩色蚀刻画，夏普舒特（1830 年汉弗莱出版于伦敦）。伦敦威尔康图书馆。版权依据知识共享署名许可协议（Creative Commons Attribution only licence CC BY 4.0）。

具骷髅。"然而，典型的结核发病缓慢，早期症状似乎微不足道、难以辨别。最常见的第一个症状是长期咳嗽，同时脸色苍白。随着病情的恶化，患者开始食欲不振、体重降低。进一步的症状包括持续的低烧和盗汗。再恶化下去，患者往往表现出多种症状，包括剧烈咳嗽、喘息、气短、体侧疼痛和轻度间歇性"潮热"——脸颊上出现"潮红"。在晚期阶段，结核症状变得越来越明显，患者表现出消瘦的迹象。眼睛变得呆滞无神，在眼眶下沉时显得很大，颧骨变得突出。肩膀抬高，锁骨突出，表现出典型的后翼式身形。结核患者还可能表现出盗汗、无力、虚弱、胸部频繁刺痛、脉搏加速和便秘等症状。

这种疾病对受害者的骨骼的影响也很明显，面部拉长、骨架突出。下一个阶段，"潮热"加剧，晚上更为强烈。身体越来越虚弱，咳嗽越来越剧烈，这意味着病人肺部"瓦解崩溃"，咯血（咳出血和其他碎物）使病症更加明显。随着病情继续恶化，咳嗽变得持续不断，并伴有呕吐的倾向；声音嘶哑，牙齿变白，静脉突出，胸痛加剧，呼吸更加吃力，脓性咳痰增加，直到患者死亡。

大多数医生和外行人认为，即使得到正确诊断，结核也没有康复的希望。1840 年，乔治·博丁顿（George Bodington）表达了医生面对结核时的绝望和沮丧，写道："疾病的治疗一直没有什么进展，结核病人的健康仍然像以前一样不断恶化；大多数医生认为这是无望的病例，而治疗通常非常低效，几乎不能延缓患者落入死神之手。"伴随着对可治愈性的担忧，人们对结核治疗手段普遍不满。甚至在《国内经济杂志》（*The Magazine of Domestic Economy*，1840 年）上也可以找到人们对当时结核疗法的讨论，从中可以瞥见这种疾病给受害者及其家人带来的无助感。"虽然不时会有许多'秘方'公布，也有不少人宣称找到了治愈这种致命疾病的疗法，但最受尊敬的医学教师们早就放弃了一切药物治疗的希望。"这种悲观的看法增强了预防的重要性，但是治

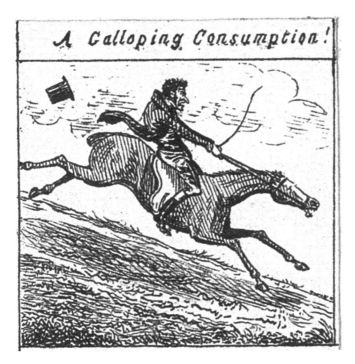

图 2-6　漫画《急速的结核》。伦敦威尔康图书馆。版权依据知识共享署名许可协议（Creative Commons Attribution only licence CC BY 4.0）。

疗依然在持续进行，因为没有一个医生会任由疾病恶化，不去试图影响其结果。

　　预断和诊断的不确定性，给医生和患者施加了很大的限制。由此产生了一种务实的治疗方法。结核治疗往往依赖于过往病例，有些可以追溯到古代，有相应的传统和程序。流行最久的处方是骑马，这是托马斯·西德纳姆（Thomas Sydenham，1624—1689 年）推广的疗法，在他去世后多年依然被视为标准疗法。西德纳姆认为，慢速骑马是一种锻炼，能为结核患者提供恰当的刺激。它有双重好处，既能呼吸户外的新鲜空气，又能在不给虚弱的身体加重负荷的情况下增强虚弱的体质。直到 19 世纪，骑马一直被用于控制结核。

　　18 世纪，西德纳姆的继承者扩展了骑马疗法，提出了许多替代性运动疗法来增强疗效。例如，在 1787 年，詹姆斯·卡迈克尔·史密斯（James Carmichael Smyth）宣扬荡秋千的好处，认为它是一种完全"不需要任何肌肉用力"的运动方式。在史密斯看来，荡秋千也是航海疗法的一个简易模拟方案，有着海上航行的好处，却没有晕船等恶心的副作用（见彩图 9）。尽管当时人们公认航海像其他疗法一样，对治疗结核有好处，但史密斯自己也承认，人们对这种好处的确切性质还没有达成共识。他推测，航行过程中的运动"对消除或至少缓解咳嗽有立竿见影的效果"，而荡秋千正好可以模拟这种运动。当时，人们显然相信航海对缓解结核非常有效。1838 年，一名年轻女子航行到西班牙，希望恢复健康，她写道："我一直是一个优秀的水手，在船上过得非常愉快。我的咳嗽几乎没有了，而且我从来不会像在英国那样，一醒来就发烧、心悸。真的，当我到达马德拉岛时，我就会成为一个健康的人。"

对结核的治疗通常仅限于推荐有利于减缓疾病恶化的生活方式和气候条件。流行最久的疗法之一是将病人转移到气候较暖和的地方。这种疗法通常让病人住到气候温和、阳光充足的地方，这种环境被认为能够延缓肺部病变，延长病人生命。国王乔治三世（King George III）在回忆录中写道："考虑到大女儿健康状况不佳，需要换一种气候环境生存，所以财税法庭首席法官要和大女儿一起去里斯本。于是，国王……希望大法官能理解财税法庭首席法官，明白他多么热切地希望里斯本的海上航行和温和的气候对女儿的健康有利。" 1818 年，约翰·阿姆斯特朗（John Armstrong）阐述了航海的优势，并将其与温和气候结合起来。"对于一个可能患上结核或者处于疾病初期的人来说，最好的疗法是立即把他送到温暖的气候中；到目的地的航程应该长一些，因为在海上航行对他的健康很有好处。"艾玛·威尔逊（Emma Wilson）就是这样一位结核患者，她记录了自己的意大利之旅和病情发展，写道：

时间在流逝，但是我觉得自己的健康状况没有改善，每天都变得更虚弱。我所有的不良症状并未减轻，反而在加重。著名的斯图尔特博士刚刚抵达罗马……他是结核病人体质强化系统的发明者……他认为我病得很重，希望他的强化系统能帮助我很快好起来，但是我无法在日记中记下我吃了多少药丸！

温暖、干燥、阳光充足的气候仍然很受欢迎。搬到气候更好的地方，一直是治疗结核方法的重要组成部分。

詹姆斯·克拉克医生是 19 世纪最有影响力的气候疗法支持者之一。1818年，克拉克陪同一名重度结核患者到法国南部接受治疗。欧洲大陆之旅激发了他的写作灵感。1820 年，他对法国、瑞士和意大利的医疗机构、气候和流行疾病做了对比调查。不到十年，他将这项研究扩展到慢性病的治疗和预防，以及气候在慢性病中的作用。克拉克在罗马建立了一家很受欢迎的诊所，他在那里为寻求缓解病痛的富有的英国男女〔包括诗人约翰·济慈（John Keats）〕提供治疗。

克拉克极受欢迎的著作《肺结核论》聚焦于预防。这是他第一次将所有关于结核的已知信息系统化，并向公众发布。他的著作带来了额外的好处，那就是帮助他在 1837 年得以担任维多利亚女王的医生。乔治·博丁顿的《肺结核治疗论》（*An Essay on the Treatment and Cure of Pulmonary Consumption*）谈到了克拉克的影响："关于疾病的原因、起源和性质，詹姆斯·克拉克爵士的著作是完整和令人满意的。他从卡斯韦尔和其他病理学家的工作中获益匪浅。"然而，博丁顿指出克拉克未能提出全面的治疗方案，没有改善结核的恶化情况，只是告诫医生"把病情基本控制在发现时的状态"。

1841 年，克拉克出版了《气候对健康影响》(*The Sanative Influence of Climate*)，为结核患者提供了详细的旅行指南，甚至区分了不同地区天气条件的优势（如尼斯相对罗马、马德拉相对比萨）。许多医学研究者用气候来解释不同国家间结核发病模式的差异。医学论文中充斥着对不同地区结核病例的比较，以及对特定人种的不同影响的评估。"气候"因素被扩大，并涵盖了天气波动的影响。多变的天气，被认为是英国结核盛行的最重要原因之一。

针对部分结核症状的药物和修复剂也不断出现。这些疗法关注减轻症状而非根治结核，部分原因是结核被诊断出时，往往已到了晚期。这个阶段，因为治愈被认为是不可能的，缓解症状成了首要任务。一种疗法的流行程度取决于它减轻病人痛苦的效果。许多人认为，"在无望的疾病中，当过去的权宜之计让我们失望时，我们有理由求助于新疗法。"这些新的治疗方法中，有一些与经过试验的科学疗法一起被提及，这并不罕见。1832 年发表在《柳叶刀》上的一篇临床讲座，描述了一位医生治疗结核症状的尝试：

> 大约九年前，一位有两个孩子的年轻已婚女士来找我治疗，她被确诊为结核，有咳嗽和黏脓性咳痰的症状。她偶尔咳出一点血，也有盗汗和脱水性腹泻。只要她的脉搏不过快，我就用肉食和发酵酒来帮她恢复体力；建议她进行轻度的户外锻炼，保持房间空气流通。我用儿茶（又称槟榔膏）、长木来抑制她的腹泻；当她出现急性炎症时，有时会用半打水蛭，并让她服用几天洋地黄；有时用树皮和苏打；有时用奎宁加稀硫酸，抑制出汗。

他的叙述仅仅提供了一个例子，说明针对结核所采用的被动和主动疗法，有无数的组合。控制饮食、改良环境、加强休息，甚至让患者吮吸碎冰以减轻咯血，包括各种治疗剂的应用，都是曾被采用过的，与更积极的治疗相伴的措施。驴奶是结核患者饮食中备受推崇的组成部分，而托马斯·扬（Thomas Young）曾开出过一个特别的每日疗程——用羊肉制作半磅（1 磅约合 453.6 克）羊脂来治疗。鸦片制剂也被普遍用于减轻最后阶段的咳嗽和疼痛。尽管放血疗法的流行程度有所下降，但它和拔罐一样仍被采用，水蛭疗法也是如此（见彩图 10、11）。用于治疗各种症状的化学物质和治疗剂还包括：甘汞、碘、鱼肝油、奎宁、水杨酸、洋地黄、醋酸铅、各种催吐剂、硝酸钾、硫酸锑、硼酸和杂酚油等，不一而足。

19 世纪，专利药物的数量不断增长，人们能买到各种各样的抗结核药物。此外，医生开发了各种吸入疗法，用于抵抗结核的病理学根本——结节。这些疗法包括吸入各种香脂、止血剂和树脂。1823 年，亚历山大·克莱顿爵士（Sir Alexander Crichton）认为吸入焦油有助于治疗结核病："我和另一些人，近年来认为结核是可控制的，这完全来自经验，尤其是焦油蒸汽和温度的功效。"19 世纪 30 年代，吸入碘蒸汽变得特别流行；后来，石炭酸（另称苯酚）、杂酚油、硫化氢也被用作吸入剂。尽管治疗方法很多，但人们仍然一致认为："在我们目前的知识条件下，没有任何办法可以征服结核，它通常会导致生命的终结。"

由于缺乏有效的医疗方案，社会解决方案应运而生，人们的注意力转向预防。和所有与结核相关的事物一样，预防也不像人们所希望的那样简单。无法明确区分造成结核的环境因素和遗传影响，解释依然非常混乱。遗传易感性往往被外界因素激发，导致一些急性和持久的病症，这反过来又加剧了易感性。遗传体质、生理健康、环境质量，以及生活方式带来的压力，依然

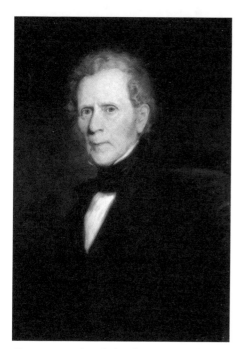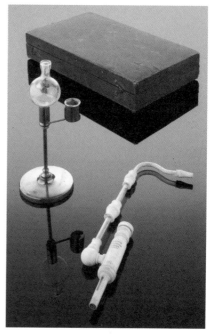

图 2-7 亚历山大·克莱顿爵士和碘吸入装置。左：亚历山大·克莱顿爵士。右：用于治疗结核的法国碘吸入装置，制造者不明，1830—1870 年。伦敦科学博物馆，伦敦威尔康图书馆。版权依据知识共享署名许可协议（Creative Commons Attribution only licence CC BY 4.0）。

是与结核相关的重要主题。

第三章
神秘的疾病：结核的成因和文化

1855 年托马斯·巴特利特断言："结核是一种任何人都可能感染的疾病；任何阶层的人，不分男女老幼，不论高低贵贱，都难逃它的袭击……所有人都处于这种可怕疾病的魔爪之下。"尽管结核无处不在，但它的患者并没有齐心协力地对抗它；相反，它造成了分化，患者相应地被"另眼相待"。分化不仅存在于健康人和患者之间，也存在于不同阶级和性别的患者群体中。正如克拉克·劳勒和铃木晃仁所说："18 世纪，结核逐渐成为情感、天赋和个性差异的标志：它常出现在文学和艺术作品中，这在某种程度上强化了它自身的文化价值。"

生活环境：地位的标志

19 世纪，两种截然不同且看似不相关的评论：富裕阶层的患者得到称赞，而家庭贫寒的患者则受到羞辱，成为结核的一大显著特点。对结核的看法因社会地位而异，而且往往依据患者的素质和特征，被视为不同的疾病。理解结核与社会地位间的紧密联系，对研究当时各阶层的生活方式和生活环境至关重要。环境被视为工人阶级患者感染结核的主要原因。这反过来又助长了对工人阶级患这种疾病的负面看法。社会学家和医学研究人员将较低阶层的患者视为造成疾病的罪人，而不是受害者。相比之下，在较富裕的阶层中，结核通常被视为是由遗传缺陷，通过神秘因素复杂演化而成的。这种对疾病的美化，只能给富裕的患者改善引发疾病的环境造成阻碍。在下层阶级中，结核被视为由污浊空气、酗酒和物质匮乏所导致，而这些都是他们生活环境的标志。鉴于结核在城市的发病率远高于乡村，它往往被视为一种城市疾病。逻辑上，人们认为是由于大都市人较不健康的生活，提升了这种疾病的易感性。

人们从乡村迁移到城镇寻找工作，拥挤紧张的城市生活为疾病滋生创造了条件。据此，弗里德里希·恩格斯（Friedrich Engels）认为生活和工作环境是结核发病率高的原因。

> 伦敦的，特别是伦敦工人区的坏空气，最能助长结核的发展，在街上可以遇到许多面容憔悴的人，就足以证明这一点。在早晨，当大家忙着去上班的时候，如果去街上溜达一下，那就会大吃一惊，怎么竟会遇到这么多看上去或轻或重地患有结核的人。甚至在曼彻斯特，人们看起来也还不至于这样。这些每走一步都可以碰到的脸色苍白、身形瘦削、胸部窄小、眼睛凹陷的幽灵，这种虚弱无力、萎靡不振、没精打采的面孔，我只在伦敦才看到过这么多……

工人住房拥挤，营养不良，并承担着超负荷体力劳动；拥挤的车间、肮

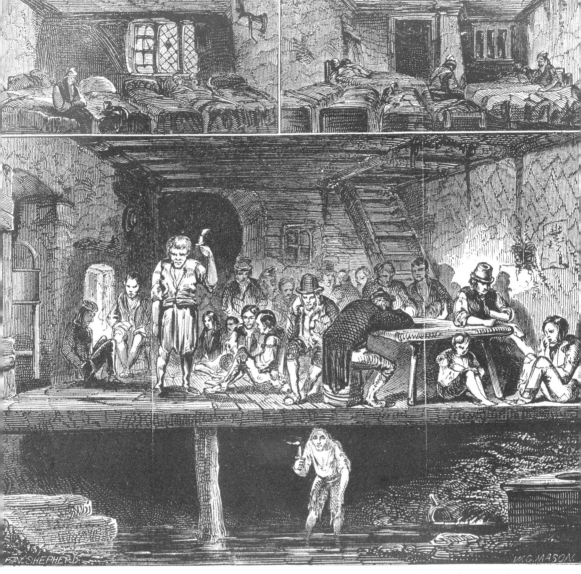

图 3-1 《小巷租屋》(*Lodging House in Field Lane*)。赫克托·加文(Hector Gavin)。出自《卫生漫谈》(*Sanitary Ramblings*,1848 年丘吉尔出版社出版于伦敦)。伦敦威尔康图书馆。版权依据知识共享署名许可协议(Creative Commons Attribution only licence CC BY 4.0)。

脏的住所和身体上的负担相结合,为结核等可怕疾病的迅速滋生和扩散提供了条件。

这些拥挤恶劣的城市生活条件是疾病暴发的重要原因。贫民窟是疾病的温床——与医生们推崇的有利于防治结核的开放空间、新鲜空气和充足阳光完全相背。1839 年,《布莱克伍德爱丁堡杂志》(*Blackwood's Edinburgh Magazine*)论述了环境对健康的重要性:

> 在拥挤的城市里,人们生存的重要条件是清洁的水、纯净的空气、高效的排水、良好的通风……(和)便捷的锻炼设施。因此,每个城市都有公共的肺——城市大众的呼吸工具,它对广大市民来说,就像呼吸的空气对个人一样重要。

这篇文章强调了预防疾病的环境因素:水、空气、卫生、通风和体育运动,所有这些都在对结核的研究中得到反复强调。

结核可能由许多内部和外部因素造成,包括营养不良、污浊空气和情感痛苦,所有这些都能够诱发某种体质。尽管这些条件似乎为工人阶级的结核高发病率提供了解释,但它们对解释特权阶层为什么也染上了这种致命性结核却没有起到什么作用。托马斯·贝多斯(Thomas Beddoes)谈到了结核对社会上层的影响:

> 也许可以估算出受这种疾病困扰的英国富裕家庭的数量。我想,议会两院的议员中,有多少人由于结核而失去了父母、兄弟、姐妹或孩子,是很容易查清楚的。其在议员总数中所占的比例,大概与整个绅士阶层中的相当。他们各自的习惯和体质不受财富差异的影响。

受伤和缺乏运动,可能使上层人士患上结核。罗伯特·赫尔曾告诫富人,他们可能和没有选择的穷人一样染上这种病。

为什么衣食无忧的富人和穷人一样躲不开这种厄运？为什么父母和命运给了便利条件，使他们可以逃离排水不畅的房屋和空气污浊的城区，而他们却要生活在拥挤城市的恶劣环境中，住在肮脏的大街小巷？为什么资财充裕的富人不能随意食用大量滋补佳肴？人们都认同，瘰疬和结核（被认为是瘰疬的一种）患者中，穷人占大多数。那么它们就是穷人和富人生活环境不同的结果。这些环境是什么？主要是污浊的空气、稀少的食物、未处理的排泄物。然而富人以为把结核锁在封闭的房间里，就能消除炎症。他们忽视了腹部器官及其最强有力的分泌物，就像把肺与其依赖的腹腔内部组织和外部空气完全隔离开来。

绝大多数关于结核的文章认为，上层社会的女性比男性更容易患结核，这主要是因为社会对她们的约束。中产和上层阶级的女性，因其缺少运动的生活方式而变得易感染结核。正如贝多斯所说："在富裕的家庭里，女性更容易成为结核患者，我认为这很大程度上归咎于她们的懒惰。"他甚至认为，缺少运动，比被小颗粒物污染的空气影响更大。富裕阶层奢侈挥霍的生活方式，也被认为是患上结核的重要原因。1832 年，查尔斯·特纳·萨克拉（Charles Turner Thackrah）认为："生活习惯对上层阶级身体状态的影响，对医生来说是再熟悉不过的了，以至于不需要认真检查。然而这并不意味着它们较不重要。事实上，社会中人为造成的弊端，在上层阶级比下层阶级更加明显。"尽管穷人的生活方式可能导致结核，但富人懒惰奢侈的生活方式也被认为是结核的主要原因之一，尤其是对女性来说。

对时尚生活的着迷，如痴迷跳舞，或者缺乏锻炼，都被认为可能导致结核。例如，19 世纪早期，随着华尔兹的流行，许多医生和社会评论家认为，这种

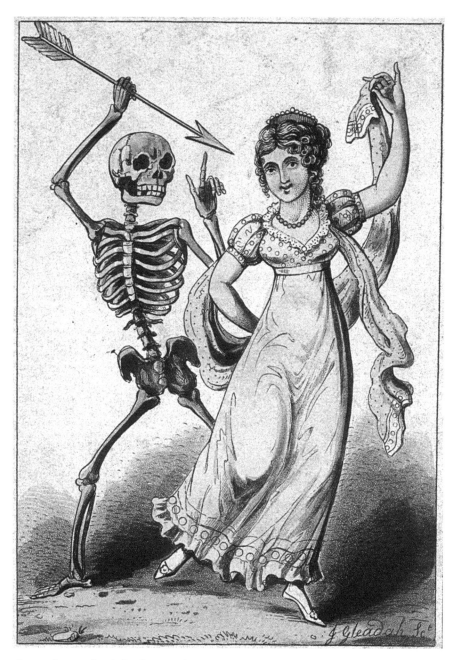

图 3-2   《死亡之箭指向舞女》。凹版腐蚀画，格里达（J. Gleadah）。伦敦威尔康图书馆。版权依据知识共享署名许可协议（Creative Commons Attribution only licence CC BY 4.0）。

舞蹈与结核有密切的联系。1814 年，赫斯特·林奇·皮奥齐（Hester Lynch Piozzi）在舞会上对一位年轻女士评论道："吕德尔（Lyddel）小姐有一张票，但她拒绝跳舞，因为她身体不适：贝利（Baillie）医生称赞她，并说有 50 个比她病得更重的女孩会不惜一切代价去跳舞，其中 40 个会在纵情欢乐之后死于非命。"《病患手册》（*The Manual for Invalid*，1829 年）称跳舞是一种"魔性的娱乐"，由于持续的剧烈运动，"很容易造成伤害"。它的作者评论道："事实上我知道，最致命的疾病——结核的根源，非常明显地与常去舞厅有关。"剧烈运动和结核之间的联系一直延续到 19 世纪。1845 年，《医学公报》（*The Medical Gazette*）明确指出了舞蹈和结核之间的联系，称"病人……反复咳嗽、胸痛、咯血，这些都是因跳舞而过度劳累造成的"。因此，疾病预防和自我保护，越来越依赖于生活环境和个人行为。

结核病的瞬息病因

除了环境和生活方式等可明确识别的病因之外，结核病还有无形的、瞬息的病因，被认为对遗传易感者同样致命。结核似乎容易感染体质较弱的人，促使其他病因发作，如精神和情感造成的病因。这些转瞬即逝的感性因素，在对上流社会结核病患者的病因解释中，变得越来越重要。

很久以前，人们就认识到思想、个性和疾病之间存在着密切的联系，尽管最早只是用体液流动来表现心灵、灵魂与疾病间的相互关系。深度悲伤或过度快乐等刺激性情绪，被认为会引发疾病。到 18 世纪，一种较为系统的人体理论取代了体液说，但疾病是由身体、精神或情感压力造成的这一观念仍然流行。精神和身体功能合一的观念，并没有因解剖学和病理学方法为人接受而失去力量。相反，很多人认为心灵将疾病带入有形的身体结构（特别是神经）中，这种观念被用于解释身体和灵魂之间的交流。固体和液体的运动取代了体液说，但情感仍然被认为是身体和灵魂相遇、互动和交流的方式。

医学研究者试图通过分析情绪和心理过程对健康的扰乱来阐明身心联系的原理。雷奈克便是研究各种"偶然原因"引发肺部疾病的众多学者之一。他们依据身心因素在结核中的作用进行分类，如"悲伤之情"（sad passions），并论证深沉、持久、忧郁情绪的破坏性。遗传学家在解释结核时也归咎于"悲痛之情"（sorrowful passions），进一步强调结核是受害者体质所致的观点。雷奈克坚信悲伤之情是城市疾病流行的原因。因为在城市里，人们更多地沉浸于各种生活追求中，也彼此互相追求，这些追求很可能引起失望、悲伤、纵欲、恶行、堕落，所有这些又都可能导致激烈的相互指责、悔恨和结核。

神经性结核

18 世纪，疾病越来越多地与神经系统的功能联系在一起，尤其是结核。神经被认为具有天生的敏感性，这意味着一个"精神紧张"的人可能会因易感性和相关的心理波动而染上结核。18 世纪，许多著名的医生和哲学家迅速接受了新出现的神经系统模型和"敏感体质"的作用，他们促使神经系统在疾病解释中占据了主导地位（见彩图 12）。例如，瑞士解剖学家阿尔布雷希特·冯·哈勒（Albrecht von Haller）对神经的工作机理进行了广泛的研究，认为神经纤维中蕴含着称为"敏感性"（sensibility）的内在特性。对哈勒来说，"敏感性"指神经对外部刺激的识别和反应能力。富含神经的组织，如肌肉和皮肤，也具有较高的敏感性。哈勒将神经和肌肉对外界刺激的反应能力，归类为"应激性"（irritability）。1752 年，哈勒发表了他的实验结果，影响了像威廉·卡伦（William Cullen）等苏格兰解剖学领域领军人物的著作，推动了医学理论的重大转变。

威廉·卡伦的著作对疾病社会心理学在英国流行产生了重大影响，并推动神经系统在疾病解释中占据主导地位。他的著作基于对疾病机制和过程的病理生理学方法——他认为疾病是由神经系统控制的。卡伦把生命解释为神经活动的结果，认为神经系统在疾病产生中发挥了重大作用。他把神经系统视为生命之源，并将应激性和敏感性视为人体最重要的特质。卡伦认为，敏感性是神经系统触发感觉和传导意志的能力；而应激性是肌肉中的一种"神经力量"。这些特质的强弱因人而异。应激性实际上与个人的力量成反比。例如，一个身体虚弱的人会有强烈的应激性，而一个强壮的人应激性较弱，有对外界刺激反应迟钝的倾向。健康是通过维持神经系统敏感性和肌肉应激性之间的平衡来实现的。如果平衡崩溃，造成某些特质不足或过剩，疾病必定会接踵而至。卡伦扩展了这些观点，认为由于神经系统在人体功能中占据首要地位，所有疾病的成因都有神经上的元素。因而，精神官能症不仅指精神疾病，也包括由神经系统功能改变所引起的任何疾病，特别是因情感和感性引发的疾病。

卡伦的学生约翰·布朗（John Brown，1735—1788 年）后来反对卡伦的观点，她关注另一个方向的神经生理学。布朗声称，生命建立在"兴奋性"（excitability）基础之上，当这种特质过度或不足时，疾病就会滋生。对布朗来说，疾病是兴奋性机能紊乱的结果，而紊乱的过程决定了疾病的类型。在他的理论中，疾病只有两种基本类型。兴奋性过度会导致"亢进性"（sthenic）

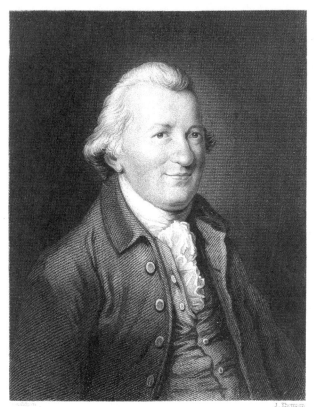

图 3-3　《约翰·布朗像》。汤姆森（Thomson）和唐纳森
（Donaldson）。伦敦威尔康图书馆。版权依据知识共享署名许可协
议（Creative Commons Attribution only licence CC BY 4.0）。

疾病（如风湿、粟粒热、猩红热和麻疹）；而兴奋性不足会导致"衰减性"
（asthenic）疾病（如斑疹伤寒、霍乱、痛风、水肿和结核）。

　　大多数疾病被认为本质上是衰减性的，是体质衰弱的结果。此外，过度
兴奋是亢进性疾病的特征，也可能会兴奋性耗尽，最终导致衰减性疾病，或"间

TABLE OF EXCITEMENT AND EXCITABILITY.

	DISEASES.	CAUSES. EXCITING.	CAUSES. IMMEDIATE.	CURE.
Extreme Sthenic — Indirect Debility	Apoplexy, Palsy, Plague, Malignant Fever, Gangrenous Cynanche, &c. / Confluent Small-pox. Hydrothorax. Phthisis. Contagious Dysentery. &c.	Excessive action of powerful stimuli; as heat, exercise, food, abundance of blood, violent passions of the mind, contagion, and the like.	Indirect debility.	The indication of cure is to support the excitement. The remedies are powerful stimuli, as electricity, opium, æther, spirituous liquors, wine, musk, cinchona bark, snake root, camphor, rich soups, and the like.
High Sthenic	Synocha. Phrenitis. Inflammatory Cynanche. Mild Small-pox. / Measles. Peripneumony. Dysentery. Mania, &c.	The same as above, but not to that excess which induces indirect debility; yet acting with greater force than in the next range of disease.	Greatly increased excitement.	The indication of cure is to diminish the excitement; which is to be effected by avoiding powerful stimuli, and employing flight or defective stimuli, as lying cool in bed, tranquillity of mind, bleeding, purging, spare diet, and the like.
Mild Sthenic (Sthenic Diathesis)	Synochus. Rheumatism. Catarrh. Scarlet Pyrexia. / Miliary Fever. Chicken-pox. Ophthalmia, &c.	The same as above, but not acting with that force which induces high sthenic diathesis; yet greater than in the state of health.	Less increased excitement.	The indication of cure is, as above, to diminish the excitement, but with more moderation.
Good Health (Perfect Health)		The range of good health is with propriety ranked from thirty to fifty degrees: for perfect health, which consists in the middle point solely, or forty degrees, rarely occurs; in consequence of the variation of the stimuli to which man is continually exposed, as meat, drink, and the passions of the mind; which sometimes act with more power, sometimes with less, so that the excitement commonly fluctuates between thirty and fifty degrees.		
Mild Asthenic	Intermittent Fever. Mild Colic. Dyspepsy. Hypochondriasis. / Hysteria. Epistaxis. Menorrhœa. Amenorrhœa, &c.	A deficiency of the stimuli necessary to the maintenance of good health; and an improper application of powers, which, though stimulant, do not stimulate in a sufficient degree.	Diminished excitement, or	The indication of cure is to increase the excitement. The remedies are powerful stimuli, such as are exhibited for the cure of indirect debility, but with this difference, that here it is necessary to begin with a small degree of stimulus, and increase it gradually.
High Asthenic	Rheumatalgia. Cholera. Epilepsy. St. Vitus's Dance. / Rickets. Hæmoptysis. Scrofula, &c.	Defective stimuli alone; as cold, diet sparing and not of good quality, fear, and the like.		The indication of cure is here the same as above, but stimuli must be applied somewhat more cautiously.
Extreme Asthenic (Asthenic Diathesis) — Direct Debility	Typhus. Colica Pictonum. Gout. Tetanus. / Scurvy. Diabetes. Dropsy. Jaundice, &c.	Defective stimuli alone.	Direct debility.	The indication of cure is the same here also, but still greater caution is necessary in the application of stimuli.

Scale — EXCITEMENT / DEATH: 80 75 70 65 60 55 50 45 40 35 30 25 20 15 10 5 0
Scale — EXCITABILITY / DEATH: 0 5 10 15 20 25 30 35 40 45 50 55 60 65 70 75 80

Predisposition to Sthenic Disease — Perfect Health — Predisposition to Asthenic Disease

TO

JOHN BROWN, M.D.

THIS TABLE IS DEDICATED, AS A TESTIMONY OF RESPECT,

BY HIS FRIEND AND PUPIL,

SAMUEL LYNCH.

图 3-4 兴奋性表。出自塞缪尔·林奇尔著《约翰·布朗的医学元素》（The Elements of Medicine of John Brown），1795 年约翰逊出版于伦敦。伦敦威尔康图书馆。版权依据知识共享署名许可协议（Creative Commons Attribution only licence CC BY 4.0）。

接衰弱"疾病。布朗的系统将疾病视为病理生理过程紊乱的产物，并称不健康是一个定量问题，而非定性问题。他把神经系统提升到生物学之外，引发了对"敏感性"的"推崇"。敏感性与中上层阶级的许多富贵病相关，于是它成为中产阶级构建身份（让自己有别于下层阶级）的方式之一。

18世纪，敏感性深深根植于人体理论中，催生了新的描述和表现策略，敏感性也是启蒙认识论认为意识源于物质的重要标志。神经系统依然是这种心理感知方法的基础：神经传导感觉，传导速度取决于神经系统的灵活性。人们认为，中产和上层阶级的神经系统更为精细，流行文学为这种观念推波助澜。在一些庭审案件中，敏感性甚至被用作辩护策略。敏感性含义丰富，而且与意识、情感、知识、精致的联系日益紧密，因此，敏感性这个术语及其文化和医学含义被不断重新定义。从医学角度来看，文化因素可能导致生物学后果。随着对雅致的崇尚与日俱增，人们越来越担心这种文化对"神经性疾病"的影响。

结核文明化

以敏感性为基础的"文明"疾病出现，对用神经系统解释疾病的理论作了补充。按劳勒的说法，精英阶层高雅的神经系统和身体、心灵间的关系，引起了"范式转移"，"医学和文学都被神经敏感性的观念所主导"。此外，劳勒认为，关于人体的认识同时发生了转变，人们不再认为人体像机械钟或液压机，而是觉得它更像弦乐器。神经像弦一样需要保持适当张力。如果神经保持适度的"弹性"或"音质"，人体就可以保持健康；否则就会得病。

医生们越来越担心日益雅致的文化会使敏感性高的人更容易染上神经疾

病。时尚对神经系统的破坏，正在侵蚀上层和中产阶级的健康，由于他们敏感性较高，而且可能本来就有神经系统紊乱，所以他们很容易得病。1792 年，威廉·怀特（William White）明确地强调了神经系统在结核中的作用，认为诱发结核的原因包括："天生脆弱的血管系统、过度的应激性、神经系统的高度敏感性。"因此，"结核主要袭击年轻人，尤其是那些性格外向、能力出众的年轻人"。

18 世纪，"文明"疾病与神经系统具有紧密关系，成为一种流行观念，部分是因为随着商业和城市化的高速发展，社会格局发生了巨变。高速的经济发展，似乎与巨大的病理变化相伴。与城镇生活相关的有害生活方式包括过度饮食、缺乏锻炼和睡眠不足。此外，还有一些时尚的负面影响、对奢侈品的过度追求、金融投机，以及都市社会严格的礼仪规范。所有这些都会造成焦虑，耗费精力，并对人的体质产生有害影响。城市社会的紧张生活对人的身心都是有害的，并导致了新型"文明"疾病的滋生。神经系统解释了这些疾病的生理表现。文明社会的过度繁华似乎通过阻碍神经纤维的活动，干扰了大脑和身体其他部分之间的正常交流，导致炎症、疼痛、慢性疲劳、昏昏欲睡。而在强健的下层社会劳动者中，没有观察到这些症状。事实上，"文明"疾病与神经系统的紧密关系成为流行观念的同时，英国在整个欧洲大陆被视为精神性、神经性和歇斯底里病痛的温床。英国人开始相信，他们为繁荣和优雅付出的代价是疾病和痛苦，甚至声称"文明"疾病的蔓延是英国优越性的标志。

乔治·切尼（George Cheyne）很早就在自己的畅销书《英国疾病》（*The English Malady*，1733 年）中提出过这种逻辑。这本书似乎给神经疾病增添了新的魅力。通过明确地将精英生活方式与神经衰弱症状联系起来，切尼暗示

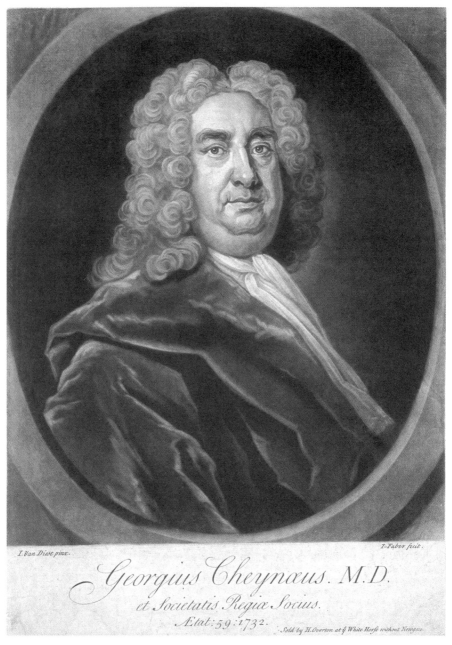

图 3-5   《乔治·切尼》。镂刻金属版画,范·戴斯特(J. van Diest)和小法贝尔(J. Faber, junior),
1732 年。伦敦威尔康图书馆。版权依据知识共享署名许可协议(Creative Commons Attribution only
licence CC BY 4.0)。

时尚与情绪动荡和精神焦虑紧密相关。他的著作提供了一个病理模型，这个模型基于社会因素的作用，尤其是"英国生活方式"对神经的作用。他有意避开了疾病令人厌恶的特征，使神经紊乱更容易被社会接受。对切尼来说，疾病的根源在于过度。为了登上社会的顶峰，上层社会的人常不得不参加各种时尚、商务、娱乐活动，为此牺牲健康，甚至伤害身体。他们拥有非常敏感的神经系统，因此极易受到多种疾病的伤害，并陷入自己设下的陷阱。他们在社会上取得的成功，加剧了疾病带来的痛苦。这些"神经紊乱"是文明的产物，体现了英国人的经济社会发展成就。在这种论述中，神经过敏——以及由此导致的疾病——都被视为成功的象征。

切尼关于慢性病的著作，有助于分析个人健康和社会生活之间的相互作用。他的著作也有助于解释财富和健康之间的对立关系。城市化及其社会后果似乎让人变得更脆弱，人们不仅更容易染上与肮脏环境相关的疾病，也更容易受到结核等神经病理疾病的袭击。城市对富人和穷人的健康都造成了威胁，这是一个广为人知的事实，也常让人感到遗憾。正如一位母亲抱怨说：

> 我担心我的女儿不适合在伦敦生活，因为她在那里半年都不舒服，最近的病是在她离开伦敦之前染上的——我非常怀疑是这样，而我在城里有一个如此迷人的家！——我会把她留在乡下直到八月底，然后再试着把她带到城里。——如果她再次生病，我担心我只能离开唐宁街可爱的家，马上为我的孩子和家庭教师租一间乡村小屋——尽管我喜欢伦敦，但似乎命中注定要离开。

1832 年，查尔斯·萨克拉同样断言：

心理焦虑是最常见和最重要的病因之一。文明改变了我们的生理和精神特征。我们生活在一种不自然的兴奋状态中——不自然，因为它是局部、不规则、过度的。我们的肌肉因缺乏运动而衰弱；我们的神经系统因过度使用而损耗。生命能量是造物主依据自然规律创造的，而人们以造物主从未想到的方式运用它。

身心关联的观念，美化了结核在中上层阶级中的形象。18 世纪末到 19 世纪，神经系统及其相关疾病，被描绘得带有令人着迷的神秘感。结核被认为是心理状态的身体表现，象征着审美情操、敏感体质，以及高尚的心灵和杰出的智力。1840 年，乔治·博丁顿提出了具体的作用机理，他提出结核发病的第一步是肺部物质受到神经刺激、运动状态改变或机能减弱，产生结核特质，作为异物沉积在那里。在下一阶段，神经系统紊乱会在身体组织的病理变化中表现出来。

一旦肺部结核沉积物造成部分神经系统完全被破坏，其余组织也会紧随其后遭到破坏；它们坏死，溶解成半液态，并通过支气管咳痰，在肺部物质中留下空洞……然后，神经功能被扰乱、削弱或耗尽；接着，构成器官主要实体的其他组织也被破坏。

坎贝尔（J. S. Campbell）也谈到了神经系统的功用，并对结核作了颇具吸引力的描述。他写道，即使是"轻微的兴奋因素，不管是精神上的还是物质上的，都会对循环产生影响，而这种影响在天生强健的身体中是不会发生的。"他描述了这种兴奋的生理表现，说一个神经系统敏感的人"会因为精神情感的琐碎原因而突然脸红，这往往使美丽的脸颊泛上一层致命的红晕，让患者短暂性地显得充满与其本性格格不入的活力。正是在具有这些特性的体质中，人们发现了'结节沉积的趋势'"。坎贝尔将结核与高度敏感性联系起来，并视其为上流社会的产物，从而把这种疾病浪漫化。一个人患上这种病，暗示这个人是时尚、富有、聪明、有天赋或受到某种天启的。在这样的论述中，神经过敏——以及由此导致的疾病——都被视为成功的象征。穷人缺乏物质资源，也不具备易感染神经疾病的心理生理禀赋；于是，出现了另一套独立的理论，用于解释结核等疾病在穷人中的发病率。接着，这种病不再仅仅是时尚人士的苦恼，其本身也变得时尚起来。

文明、行为、失望和疾病之间的联系延伸出一种观念，即个人的物质环境、社会地位和道德品质之间存在密切联系。阴冷、拥挤、黑暗、通风不良的住所，被视为会造成穷人感染结核的环境。然而，认为结核是社会中高雅阶层特有疾病的观念，提出了不同的解释。结核以不同方式被感知、解释、理解和理性化，为对立的论述提供了理由。结核既被视为"社会诅咒"，又被看作浪漫之病。对结核的解释，也根据社会地位的高低产生了严重的分歧。结核往往被认为是一种典型的文明疾病。一方面，结核与城市环境中不健康的生活条件有关，如烟、灰尘、污垢和潮湿。另一方面，有一种根深蒂固的观念，将结核与社会中最优秀、最聪明的阶层联系在一起，这些聪明、纤弱的人似乎特别容易染上结核。医生和社会都认同，这种疾病与时尚人士追求的奢华生活联系紧密。随着结核成为一个社会问题，个人健康问题的影响大幅扩展，患者被赋予特别的社会地位——不是因为他们即将离世，而是由于他们独特的雅致生活。

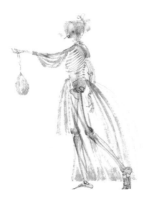

第四章
品性、死亡、浪漫之死

结核症状：对死亡的顺从

　　面对结核这种病痛，阶级、财富、美德都无法提供任何保护，只有理性解释能稍微缓解失去所爱之人的痛苦。历史学家试图理解 19 世纪人们对死亡非常模糊的社会态度，提出了各种各样的解释，一些人援引福音教义中的"祥和之死"，另一些人颂扬文化上的"美丽之死"。菲利普·阿里亚斯（Philippe Ariès）认为，"美丽之死"有一个文化上影响深远的原型。随着浪漫主义运动的发展，一些人看待疾病和死亡的方式发生了巨大的转变，死亡被描述为一种美丽的经历，对它不必心怀恐惧，只需热情面对。具有讽刺意味的是，阿里亚斯的理论主要收集自勃朗特三姐妹遗作中面对死亡的方法，而勃朗特一家却饱受结核之苦。她们的凄美故事，进一步强化了当时把结核视为美丽结局的观念。帕特里夏·贾兰（Patricia Jalland）认为，影响力最大的不是"美丽之死"，而是福音教义中的"祥和之死"，信奉它的人越来越多。事实上人们对结核而死的解释，既倚重"祥和之死"，又少不了"美丽之死"——死亡的方式是祥和的，疾病带来的外表是美丽的，患者受折磨的灵魂也应该是美丽善良的。这是对结核而死的重要解释。

尽管对疾病的医学研究不断发展，结核仍然与神圣意志的概念交织在一起，罪恶和救赎一直是贯穿结核患者生死的突出特征。这种流行观念建立在基督教赎罪思想的基础上。因此，疾病，尤其是慢性病，被视为赎罪、牺牲、救赎的痛苦试炼，就不足为奇了。基督教徒试图乐观看待病痛，他们不仅充满尊严和力量地面对疾病的挑战，而且他们即使无法左右疾病的结果，也在一定程度上控制了其过程。"忍受"变得非常重要，与之相关的"善终"也是如此。

大臣菲利普·多德里奇（Philip Doddridge）关于结核悲剧的经历，让我们得以窥见对结核的福音教义观点。1736 年，他心爱的女儿贝茜（Betsy）夭折于五岁生日前，他讲述了贝茜与结核、死亡斗争的令人心碎的经历。虽然多德里奇给贝茜做了葬礼布道，但他肯定清楚这有多么困难，并在日记中写下了对她的怜爱。深沉的父爱和多德里奇接受贝茜的命运是上帝意志的痛苦，都是显而易见的。

约在六月中旬，她在纽波特病倒了，我一直满怀对她病痛的担忧，几乎是不间断地照料她，直到她去世那一天。我是多么诚挚地乞求延续她的生命，我愿意用自己的生命去换取她的生命。当她因结核而憔悴到无以复加时，我几乎每小时都忍不住去看她。我看到她时，心中交织着极度的痛苦和（还能见到女儿的）满足感；我细致地观察她病情的各种转变，即使是期待造出魔法石的化学家观察坩埚，也不可能比我更仔细。

最后她的病情变得完全令人绝望，没有语言可以表达我所陷入的痛苦。

多德里奇接着写了一个奇怪的事件，他认为这是对他固执己见的惩罚。

在我最诚挚地为她的生命祈祷时，也许是祈祷得太认真了，非常有力的话语进入了我的脑海："别再对我说这件事。"我不愿意这样做，我去房间看我亲爱的羔羊。她没有像往常一样温柔地接待我，而是用严厉的目光看着我，用非常坚定的声音说："我对你没什么要说的了。"我想从那时起，尽管她活了十多天，但她很少愉快地看着我，也不愿意让我靠近她。

在整个 18 世纪，强调服从上帝意志和基督教的生死观，一直是对因结核而死的态度的重要特征。1797 年，另一封关于因亲人结核而死的信，突出反映了这种观念：

你把她的离世描述得非常感人，它必会给每个悲痛得要放弃信仰的人以安慰。我可以诚实表明自己的看法，我对这个世界看得越多，就越不认为我们应该为那些过早离开这个世界的人感到遗憾。当我想到一个中年人所面临的诸多失望和痛苦时，我不能不把那些过早离世的年轻人，看作是"避开了未来的噩运"。

顺从一直是 19 世纪对结核看法的重要表现，这在小艾米丽·肖尔（玛格丽特，1819—1839 年）关于她的疾病的著作中尤为明显。早在她确诊之前，她就意识到自己患上的病有可能是结核，并开始为这种可能做准备。

> 我变得更坚强了，但我的咳嗽一直持续，而且脉搏仍然很快很强烈。我的肺肯定有被感染的危险，但我们相信，大海会让我恢复健康，并消除结核的可能性。然而，我知道我必须为最坏的情况做好准备，我完全明白爸爸妈妈对我的焦虑。

不到一个月，在詹姆斯·克拉克医生为她做检查时，她又一次提出了自己的担忧。"我有充分的理由相信，我已经患上了肺病。我已为死亡做好准备；我明白自己会因结核而离世。"克拉克回复说她的肺部尚未受到感染，但是艾米丽写下的文字，表明她对结核给她带来的痛苦的矛盾心理。

> 我现在很确信，与我想做的事情相比，我决不能浪费我的精力。我阅读写作时总是头痛，写作时偶尔也胸口疼痛，事实上，我已经好几天没有摆脱这种疼痛了。不得不停止学习，对我来说是非常痛苦的，在我看来，不久后我会带着极大的遗憾回顾1836年（我生命的第17年），这一年显然被白白浪费了，没有用于学习。但我不应该这样想，因为这种病是上帝的意志。

一年后，她哀叹道："时间的流逝和永别的来临是多么令人震惊！"并承认："对我来说，永别也许不远了。"她接着又说："如果我留在世间的时间真的很短了，我会在有生之时尽可能地让自己变得更好，希望它还能足以让我在上帝面前获得永生。"艾米丽于1838年前往西班牙接受治疗，她讲述了自己前往当地为众多结核患者建立的墓地的痛苦经历。

　　我怀着忧郁的心情凝视着这片寂静的墓地，许多早开的花朵被寒冷的气候侵蚀，渐渐凋谢了；这么多人病得太重无法恢复，或者在远离所有亲人的地方死去，或者在焦虑的亲友眼前离世，这些亲友徒劳地希望看到他们再次复活。当我看着拥挤的坟墓时，我感到自己也许不久就会置身其中了。"我应该葬在这里。"我想。这是我第一次有希望葬在墓地里的想法。

　　承认死亡不可避免，标志着从人生观到生死观的转变，而结核患者通常会经历一个自我反省的过程，这是死亡准备的一部分。医生托马斯·福斯特·巴勒姆（Thomas Foster Barham）在日记中谈到了他妻子面临死亡时的恐惧，以及结核对她性格造成的影响。1836 年，他详述了她的生平和结婚 20 年后的离世。虽然最后他的妻子莎拉（Sarah）死于发烧而不是结核，但他谈到了结核对她生活的长期影响。"她特别关心宗教情感：偶尔抱怨说她觉得自己的心冷死了；她想要一些东西来唤起她的精神情感：她有时也哀叹自己在家庭烦恼中的暴躁脾气。"然而巴勒姆又说："确实有非常短暂的时刻，阴云遮住了她善良心中柔和的阳光。我现在毫不怀疑，这些阴云实际上是从疾病中衍生的，而这病痛又正在恶化着。"他称赞他的妻子，说："毫无疑问，她真诚地把一切奉献给了上帝，长期以来，一直努力履行自己在生活中的各种职责。我向她指出，这种证据比激动的感觉更可信。我经常这样使他恢复宁静，让她快乐地开始祈祷。"就像莎拉·巴勒姆的例子所反映的，直面死亡和奉行天命的观念依然充满道德和宗教准则。

　　在疾病的医学描述中，用基督教义对抗结核之苦的重要性是显而易见的。1831 年，内科医师学会研究了患病身体对精神状态的影响，指出："我们对

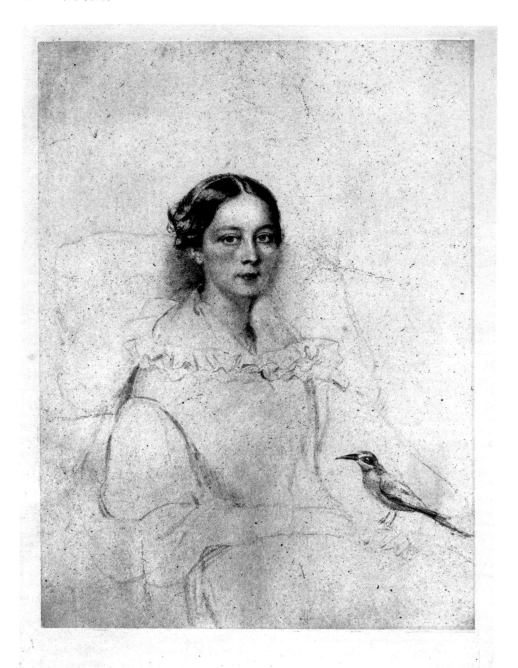

MARGARET EMILY SHORE.

AGED NINETEEN YEARS.

图 4-1 《玛格丽特·艾米丽·肖尔像》。画家未具名，肖尔本人雕版，版画（1838 年完成）。© 伦敦国家肖像美术馆。

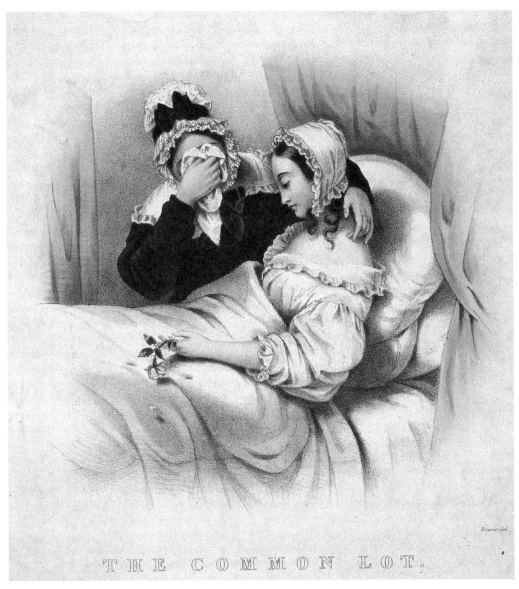

图 4-2　《别为你女儿的凋零哀伤》。一位母亲在安慰垂死的女儿，哀伤地流泪。出自《凡人的命运》，彩色石版画，布维耶。伦敦威尔康图书馆。版权依据知识共享署名许可协议（Creative Commons Attribution only licence CC BY 4.0）。

可怜的结核患者经常表现出的精神愉悦印象特别深刻。"然而，人们仍在努力解释他们病情和痛苦的原因。在寻找这些解释的过程中，疾病的因果关系往往与医学病理不符，医学界人士和外行人之间争论不断。这种争论对结核的浪漫主义说辞影响尤为突出。

结核浪漫化

许多人认为，浪漫主义的崛起很大程度上归因于启蒙运动对理性的推崇，因为它把"道德激情"的高度提升到了知识考据之上。1780 至 1830 年间的英国，个体主义蓬勃发展，在文学、艺术及广泛的文化中情感迅速复兴。浪漫主义强调创造力、灵感和想象力，以及这些品质和疾病之间的关系。许多人甚至认为，一些病痛有利于文学直觉。出类拔萃的才能必然伴随着代价，结核病是为非凡的激情或才华付出的可接受的代价。对文艺人士来说，疾病不是敌人，而是盟友。生理疾病往往被浪漫地描述为塑造个性的复杂而珍贵的因素。

疾病与智力

疾病，尤其是结核病，被认为与身心疲惫有广泛的联系。浪漫主义时期，有人认为结核可以增强创造性、释放想象力。审美感性的普及和神经系统的作用，使当时的一些人认为，精神刺激对身体能量有重大影响。对浪漫主义者来说，饱受结核折磨的倦怠患者，心智会得到增强，精神能量随着身体麻木程度上升而增长。当这种能量用于艺术创作时，创作人牺牲了健康，换来想象力和独创性。18 世纪末占主导地位的感性文化，强化了一种观点——追求知识要付出身体上的代价。学术的、艺术的、孤立的、紧张的身体既受到限制，又因不活动而受益。艺术家和学者，把病痛纳入了一种自我肯定的疾病观。这种观点认为，像忧郁症和结核这样的"高智商"疾病，既是症状，也是文艺成就的源泉。苦难、疾病、痛苦不仅提供了履行福音书中临终仪式的机会，也被视为独创性、想象力、卓越智力的源泉。《天才的病痛》(*The Infirmities of Genius Illustrated*) 一书，明确地将虚弱体质和文学创造力联系在一起。

> 作家的"病痛"，古怪的思想和行为，任性、易怒、暴躁、厌世、阴暗的激情，以及数以千计难以形容的特质，一直是把他们和普通人区别开来的重要因素。天才的性格中如此普遍的反常现象……源于他们的体质（身体）特点和状况：简而言之，他们的精神怪癖是由身体健康紊乱造成的。因为人的精神状态和脾气，在很大程度上取决于身体结构是否健康。

浪漫主义在推崇独特个性的同时，也越来越赞颂强烈的激情、爱情、情感、悲痛。这些元素存在于生活与死亡的各个方面，浪漫化和美化了各种痛苦经历。在这种情况下，痛苦和死亡都变得充满了情感。在浪漫主义时期，结核带来的消瘦和憔悴，都给当时的艺术家和诗人增添了新的魅力。因此，那些被认为是由高度敏感性引起的疾病是一把双刃剑。它们能提升患者的品位和优雅，提高了他们的社会地位；然而，它们也必然使患者的生活被身体和精神上的痛苦淹没。诗人常受困于过度兴奋的神经系统，加上他们热情的天性，因而特别容易受到某些病痛的袭击。诗人患上结核，不仅是强烈情感的表现，也是创造力和智慧的反映，还表明了他无法忍受尘世之苦。

结核是天才的盟友，过度的情绪和智力活动损耗了天才的精力，而一旦耗费精力过大，天才会走向死亡。这些例子不只在文学作品中常见，也是医学论文中得到支持的事实，这些医学论文将天才特质定义为一种病变结构。例如 1774 年，《希伯尼安杂志》（*Hibernian Magazine*）称："最优秀的天才，有最敏感的头脑，也往往有最敏感的体质。"而在 1792 年，威廉·怀特将"神经系统高度敏感"列为导致结核的诱因之一，因这种疾病"主要袭击年轻人，尤其是那些性格外向、能力出众的年轻人"。克拉克·劳勒正确地提醒大家注意托马斯·海耶斯（Thomas Hayes）和托马斯·扬对这种观点的贡献。托马斯·扬在《关于结核的历史实证》（*A Practical and Historical Treatise on Consumptive Diseases*，1815 年）中指出："的确有理由推测，天才特有的热情、激情、高度敏感性，有助于他们在艺术上获得成功，普通体质的人则难以把艺术才能培养得如此完美……这一点从结核患者身上往往可以明显观察到。"扬当然不是唯一看到这些联系的人，《一位医生对预防和治疗结核的建议》（*A Physician's Advice for the Prevention and Cure of Consumption*）进一步强化了这种观点，指出："人们普遍认为，那些不幸过早病亡的患者，在大多数情况下，因其强烈的情感和远胜常人的智力品质而引人注目。"

结核及其伴随的症状，被解释为内心激情和身体敏感的表现。正是天才和热情的外在表现，给苍白的脸颊增添了光彩。结核患者闪亮的眼睛和粉红的脸颊，被视为内在灵魂的外在反映，灵魂正在吞噬患者的躯体，从里到外燃烧。1825 年，《欧洲杂志与伦敦评论》（*European Magazine and London Review*）专门发表了一篇关于智力和疾病之间联系的文章，宣称：

一个引人注目的事实是，天才的身体往往快速衰退，过早死亡……当天才的身体因其物质而衰退时，他生活在最佳的精神状态中——苍白的脸颊、黯淡的眼睛、病态的身体。我们很少发现普罗米修斯之火能使目不识丁的农夫活跃起来。然而，当智慧之光照射年轻而未被玷污的灵魂，让他们过早地走向坟墓时，其宝贵的天赋会得到短暂的提升。

除了使精神失常的病变之外，神经系统还有一些更精微的物理特征，这在结核患者身上尤其明显。文人雅士往往身材纤细，有与其品性相称的高雅品位。相比之下，粗壮肥胖常被描述为乏味迟钝。 19 世纪之前，对结核患者的主流印象一直是：精神敏感、身体虚弱。例如 1851 年《英国女士杂志和基督教母亲杂记》（ *The Englishwoman's Magazine and Christian Mother's Miscellany* ）称："拥有健康、强壮身体的人，很少具有充分发展的卓越智力。"

浪漫的象征主义把结核带到了病理特征之外，赋予了它另一种意义。结核患者成为医疗现实与流行意识形态交织的载体，其形象逐渐定型。因此，对这种疾病的褒扬性看法，超越了其痛苦可怕的现实。克拉克·劳勒称："文学作品与艺术、宗教、医学等作品相结合，塑造了结核的文化形象，作家依据性别、宗教信仰、文化程度等，为不同群体构建了针对这种疾病的体验。"结核和天才创造力之间的直接关联，不仅是自我塑造的产物，更是一种文化倾向。文学批评的兴起进一步缔造了结核诗人的神话。这些神话通过宣传诗人本身，也反过来增强了对结核的关注度。

济慈与结核

英国浪漫主义诗人约翰·济慈（1795—1821年）是最著名的结核患者之一，他在26岁时死于结核。他是关于结核的浪漫主义观念的典范，他死于结核的悲剧，给人留下了比他的人生经历还要深刻的印象。在济慈死后的评论中，没有人认为诗人应该为自己感染疾病负责。相反，他被描述为注定要死于结核，这使他的离世显得比其他浪漫主义作家更崇高。在他生前和身后，很多人都认为他的离世无法避免。他患上结核，被描述为因他的个性、环境、天赋所致。珀西·比希·雪莱（Percy Bysshe Shelley）在1820年7月27日写给济慈的一封信中，把济慈的才华和他的病痛联系起来。"结核这种病，特别喜欢感染你这样优秀的诗人，在英国冬天的帮助下，它更可以随心所欲地选择对象。"

除了诗人们自己提到的联系之外，19世纪20年代中期的一篇文章明确指出了结核和才智之间的联系："结核患者的才智状况，充分反映了这种挥之不去的疾病对才智的提升，当他们精力充沛时，才智远未达到患病时的高度。"对济慈生死的描述及同时代人对疾病和死亡的态度，体现了浪漫主义时期对疾病的扭曲观念。也表明了，19世纪的医生在治疗这种他们几乎不理解的疾病时所经历的困难，使得疾病的识别和治疗都非常复杂。

相对来说，济慈应该对结核相当了解。这不仅因为他自己和家人患上了结核，也因为他接受过医学教育。济慈是一名受过正规教育的药剂师，曾在伦敦盖伊医院做过托马斯·哈蒙德（Thomas Hammond）的学徒（1815—1816年）。他还和阿斯特利·库珀（Astely Cooper）一起学习，后者被普遍认为是当时英国最好的外科医生。那时，济慈是人们眼中的性情中人，他喜欢纵犬逗熊和拳击。他还和一个屠夫家的男孩打过一场，并以一只黑眼圈为代价取得了胜利。

济慈一家多次遭受结核袭击，在 19 世纪，这样的悲剧在英国的许多家庭中被反复上演。他的叔叔和母亲都死于"衰弱"，很可能是因为结核，他的兄弟汤姆（Tom）也患上了这种病（见彩图 13、14）。济慈在和查尔斯·阿米蒂奇·布朗（Charles Armitage Brown）一起到英格兰北部湖泊区和苏格兰徒步旅行后，第一次染病。可能是因为剧烈运动，饮食不规律，加上一连串的坏天气，济慈染上了喉咙痛和感冒，迫使他匆忙乘船返回英格兰。一回到家，济慈发现汤姆病得很重，在 1818 年多雨的冬天卧床不起，于是济慈开始亲自照顾汤姆。尽管济慈尽了最大努力，汤姆还是在 19 岁时就败给了结核。1818 年 12 月 18 日，济慈写信给他的兄弟姐妹，通知他们汤姆的死讯。在信中，他回顾了汤姆生命的最后时刻，并思考了他死亡的意义。"可怜的汤姆，他的最后几天是最痛苦的；但他在最后一刻却并不那么痛苦，没有痛不欲生。我不会对他的死亡发表任何牧师式的评论——然而最普通的人对死亡的所见，就如他们口中的谚语一样真实。我一点儿也不怀疑，死亡意味着某种性质的不朽——汤姆对此也毫不怀疑。"在写于 1819 年的《夜莺颂》（*Ode to a Nightingale*）中，济慈进一步描述了因结核而英年早逝的痛苦："青年也变得苍白，瘦削，然后死去。"这首诗的创作目的很可能是为这种悲剧寻求解释，不仅包括他兄弟的疾病，也包括他自己的，当时他已经明显染上了病。

到了 1820 年，济慈的健康状况开始恶化，从他对自己疾病的描述中可以看出，他意识到了身体状况和精神状态之间的联系。他有意识地构建了一个身体上和心理上都受神经症状影响的自我形象。7 月，他在写给范妮·济慈（Fanny Keats）的一封信中承认自己的性格气质在疾病发展中起了重要作用："在过去的两三年里，我的体质一直很差，几乎无法抵抗疾病，而我积极而急躁的天性使疾病变得更加危险。"在接下来的几个月里，济慈饱受反复咯血的折磨，所以他决定听从医生的建议，去阳光明媚的意大利养病，希望能从病痛中解脱出来。1820 年 9 月，济慈在他的朋友约瑟夫·塞文（Joseph Severn）的陪同下，前往意大利，寻求身在罗马的著名英国医生詹姆斯·克拉克的建议。克拉克明确提到身心疲惫是使济慈发病的重要因素，并马上指出减轻他的精神错乱会大大有助于其恢复健康，他在 1820 年 11 月 27 日写道："我认为使他心力疲惫的脑力活动是他病痛的根源。如果我能让他缓和心态，我想他会很快恢复。"

冬天，济慈的病情恶化，塞文在 1820 年 12 月 17 日写信给查尔斯·阿米蒂奇·布朗，真切地描述了济慈令人不安的病痛：

疾病发作的那天早上，我见到他醒来，从外表上看，他心情愉快，精神异常好——一会儿，他突然咳嗽起来，吐了将近两杯血……这是第九天，没有任何好转迹象——他咳了五次血，通常是在早上，咳出的血量很大——在整个过程中，他的唾液几乎都与血混合在一起——但与他的胃相比，这只是较小的病痛——他什么也消化不了——每天晚上他都备受折磨——在白天——情况更是可怕到了极点——肿胀的胃使他一直感到饥饿——他为保持血压，只能吃少量的食物，这更加剧了他的饥饿——而他的精神状态比身体状况更差——各方面都感到绝望——惊人的想象力和记忆力，使他的脑海中不断出现令人恐惧的画面，这种恐惧是如此强烈，以至于我为他异乎寻常的才智而颤抖。

塞文的痛心是显而易见的，虽然克拉克的信要冷静得多，但他也对济慈的精神状态表达了类似的担忧，他在 1821 年 1 月 3 日写道：

> 他现在处于令人极为痛惜的状态。他的胃全毁了，他的精神状态是最糟糕的，毫无疑问，很快会有一件事情发生在他身上，我担心这件事不会太遥远，即使是在最好的状态下，也不会拖太久。可悲的是，他的消化系统紊乱，肺部也严重染病。两个症状都很严重，而在这种精神状态下，可能会很快杀死他。我担心他很久以来一直被自己的想象力和丰富感情所左右，他现在已经没有力量，也不太愿意努力去控制它们……看到像他这样（有无穷创造力的）天才，处于这样惨痛的状态，真是令人痛惜……当我第一次见到他时，我以为可以做些什么，但现在我害怕他已无望被治愈。

济慈最终于 1821 年 2 月 23 日去世，尸检显示他的肺部损伤严重。

塞文对济慈最后日子的真实可怕描述，与济慈死后受到的热情赞美格格不入。大多数与济慈同时代的人，似乎都认同希望破灭是济慈染上结核的原因，但对希望破灭的根源充满争议。济慈的朋友，包括塞文，都把染病的责任归咎于济慈的精神状态。《评论季刊》（*Quarterly Review*）中的批评指出，济慈对芬妮·勃劳恩（Fanny Brawne）的爱，在导致济慈染上结核的精神错乱中有重要的影响。然而，济慈的朋友和批评家，都对这件事在济慈的疾病和死亡中所起的作用提出了质疑。

同时代人眼中的济慈形象，体现了浪漫主义思想对结核评价的重要影响。他没有被描述为一个通过家人感染结核的人，而是被描绘成一个脆弱的人，因敏感和虚弱的体质不可避免地屈服于结核，他染病是因为无法忍受来自残酷的现实世界的冲击。越来越多人认为，济慈因《评论季刊》对他诗歌的贬损而沮丧，甚至连诋毁他的人也普遍接受他的这种形象。听到济慈的死讯后，拜伦（Byron）在给自己的出版商的信中写道：

> 你非常清楚我并不欣赏济慈的诗……（但是）我憎恶写这篇文章的人；——就像盗匪杀人是犯罪，你们这些批评家同样没有杀人的权力。然而，如果一个人会因《评论季刊》的一篇文章而死，他也很可能会死于其他同样微不足道的事。亨利·柯克·怀特（Henry Kirke White）身上也发生了几乎同样的事，他后来死于一场肺病。

拜伦并不是第一个认为亨利·柯克·怀特和济慈有相似命运的人；早在济慈生病之前，1818 年他的朋友约翰·汉密尔顿·雷诺兹（John Hamilton Reynolds）就在一篇文章中将两者联系起来。雷诺兹在这篇文章中痛斥批评家对济慈的贬损，告诫他们记住评论对柯克·怀特的影响。

> 人们会记得，几年前《评论月刊》曾击碎了柯克·怀特崇高的心灵；事实上，批评家们很大程度上造成了怀特的忧郁，并最终摧毁了他；但世人看出了他们的恶毒，并为被攻击的天才呐喊，天才们没有被邪恶压制，反而声名大噪。批评家们是"在黑暗中刺伤人"的生物——年轻热情的天才是他们最喜欢的猎物。

很多人认为，济慈染上结核，与他的诗歌受到恶毒批评有关，这促使雪莱把济慈塑造成"阿多尼斯"。雪莱在《阿多尼斯》（Adonais）的引言中写道：

　　我把这些不值一提的诗句献给了一个值得痛惜的人，一个才华横溢却又无比脆弱的天才；成群的尺蠖使还未完成绽放的花蕾枯死了，这没什么奇怪的。《评论季刊》对他的《恩底弥翁》（Endymion）的恶毒批评，对他敏感的头脑产生了最强烈的冲击；由此引发的紊乱，最终导致肺部血管破裂；他随后很快染上结核，接着一些较诚实的批评家肯定了他诗作的伟大，但这对治愈如此严重的伤口已然无效。

　　雪莱在《阿多尼斯》中，怀着对济慈的敬意，创作了一个因结核而死的浪漫神话，他在诗中推崇济慈在盛年时离世：

> 安静，安静！他没有死去，他没有沉睡
> 他已从生命的梦乡中苏醒
> ……
> 他如今安全了，免于被世间瘟疫
> 时日漫长地玷污，此刻再也不会
> 为一颗心逐渐的冷却哀恸，为一颗头颅徒然的苍灰悲悼；
> 当体内精魂停止自燃，亦不再会
> 与火花寂灭后的灰烬一道，填成无人惋惜的罐瓮。

　　雪莱对济慈之死的描述表明，济慈的结局并不可怕，反而很美好。他写道："啊，即使在死亡时，他依然非常美丽，就像一个沉睡的人。"这一形象与塞文的第一手叙述完全不同，而雪莱笔下的形象留在了人们的脑海里。雪莱在《阿多尼斯》的序言中，赞美了济慈的墓："在城里那块浪漫而孤独的新教徒墓地里……这块墓地是废墟中的一块空地，冬天被紫罗兰和雏菊覆盖。

想到能被埋葬在如此甜蜜的地方，也许会让人爱上死亡。"雪莱很快追随济慈，到了那个"会让人爱上死亡"的地方。他自己也患上了结核，但并未死于结核，而是在意大利海滨，因游艇阿里尔号倾覆而溺死的。

19 世纪上半叶，济慈是因结核而死的浪漫主义形象的典范；尽管这种观念一直非常流行，而罹患结核的过程也被描述得越来越女性化。虽然结核神话的形象和应用范围有所改变，但这种疾病能带来平静死亡的观念依然流行。这些观点在 19 世纪中叶仍然很突出，当时弗洛伦斯·南丁格尔（Florence Nightingale）的《护理笔记》（Notes on Nursing，1859 年）指出："死于结核的病人，常常在极度快乐和平静的状态下死去；他们的表情甚至有些像狂喜。相反，因霍乱、腹膜炎等疾病而死的病人，通常会在接近绝望的状态下死去，表情充满恐惧。"对结核的描述，成为引起个人和社会群体关注的意象，这种意象在 19 世纪不断扩展，涵盖了美丽形体、高尚道德、卓越灵感等观念，女性结核患者的形象尤其突出。

第五章
家族中的死亡天使

感伤情怀：结核女性化

对敏感性的浪漫式狂热促使感伤主义文化日益盛行，感伤与女性特质的联系也越来越紧密。感伤主义不仅仅是一种文学元素或个人理想，它包括一系列观念，如男人是否应该摘下手套握手，女人应该戴什么样的帽子，或是在为死者哀悼时，男人和女人分别应该如何流泪。各种文学、社会和医学论述中的感伤主义强化了一种似乎有悖常理的观念——结核能够增添迷人魅力。这些作品认为，纤弱是女性的一种卓越特质。通过结核，女性特质与那种被理想化为精神上和道德上救赎的痛苦联系在一起。于是，中上层阶级女性的患病经历被赋予了特殊意义，这种意义是医学和社会改革家都没法提供的。由于下层阶级的疾病往往被暗示为与污浊堕落有关，中上层阶级女性患上结核这种"上流病"，还能显得远离污浊堕落。福音的救赎苦难观念与浪漫主义美学相结合，将与结核斗争的女性地位拔高，她们不仅被接受，而且被视为典范——这些都受到感伤主义的影响。

感伤主义以包罗万象的方式定义了维多利亚时代早期的文化，完全拒绝现实世界，甚至使人近乎失去了辨认真相的能力。 1830—1870 年，工业资本主义在各领域不断扩张，感伤主义是维多利亚时代人"逃避严酷的社会现实"的秘方。这些逃避和否认现实世界的秘方，为把结核提升为文化象征创造了理想条件。"天使般的患上结核的女子"常见于维多利亚时代的文学和社会中，成为感伤女子的理想形象。从 19 世纪 30 年代起，感伤主义在中产阶级文化中产生了深远的影响。人们并不是同情身心痛苦却充满创造力的浪漫主义诗人。这些观念，和认为天才成于痛苦的浪漫主义思想一样，在 19 世纪呈现出越来越明显的"女性"特质。

这一变化与反对浪漫主义理想的观念有关，因为维多利亚时代的人逐渐在社会习俗中崇尚真诚，倾向基督教福音道德。维多利亚时代的资产阶级受宗教的影响很深，福音在中产阶级文化中发挥了重要作用。19 世纪早期，受浪漫主义意象和思想的影响，理性主义和福音原则奇异地结合起来。福音原则和浪漫主义关键的相似之处在于，两者都以个体为中心，这使它们的结合成为可能。尽管在方法上一致，但两者结合使浪漫主义的观念发生了变化。过去人们认为"道德情感"应该在个体的基础上培养和提炼，而在两者结合之后，社会应该在道德态度的发展和实施中发挥作用的观点占据了主导地位。中产阶级的理想牢牢植根于对家庭的承诺，并确定了男性和女性的适当角色，这些角色深受宗教意识形态和行为的影响。

19 世纪早期，欧洲社会对男女的角色重新作了定义，人们对两性参加何种活动也有了更深入的理解。这些越来越有影响力的观念，建立在以家庭生活为中心的思想上，依据身体和道德因素，界定两性的适当行为和影响范围。

19 世纪许多领域的言论都包含了这样一种观点，女性天生友善、深情、虔诚，而男性则聪明、积极、务实。福音原则的复兴提升了家庭生活的价值，女性作为善良的"天使"在家庭中扮演重要角色，为丈夫和孩子提供安慰和道德指导。强调男女有别的观念认为，男性气质的基本属性是独立健康，能够在工作中担当重任，这也是其受尊重的原因。另一方面，受尊敬的女性气质，则与身体纤弱、重视家庭、依附男性联系在一起。

图 5-1 《一家人在客厅里晚祷》。雕版画，爱德华·普伦绘，威廉·霍尔雕版（彼得·杰克逊出版于伦敦，时间不详）。伦敦威尔康图书馆。版权依据知识共享署名许可协议（Creative Commons Attribution only licence CC BY 4.0）。

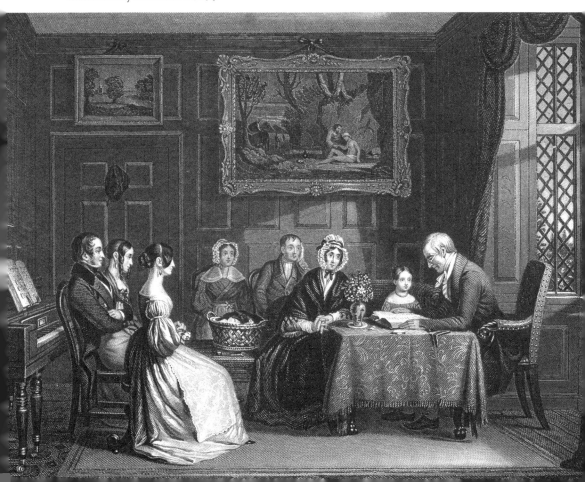

在维多利亚时代早期，浪漫主义诗人被描绘成具有女性气质，因为他们情感强烈，且常与结核联系在一起。随着医学界和社会上越来越多地用敏感性因素来解释女性疾病，诗人与结核的联系也加强了。这些观念在 1843 年就已经确立了，当时摩根夫人谈到了她哥哥的病情，并间接提到了拜伦关于结核的著名有趣评论。摩根（Morgan）夫人在写给侄女的信中谈道："你叔叔从一场非常可怕的疾病中康复，但他变得更'苍白、温和、有趣'，我非常想见他。"文学作品越来越多地将女性的纯洁和高度感性交织在一起，这种联系在医学、戏剧和虚构作品中不断延伸。把感性女性化的作家，将患上结核的女子塑造成沉思、感伤、文静的生灵。在维多利亚时代，医学和文学作品中，关于结核女子的题材越来越多。19 世纪 40 年代的各类作品中，结核女性化的倾向日渐突出，济慈的形象也变得不那么讨人喜欢。例如，1848 年的一篇文章提到，一个女人在化装舞会上遇到了济慈。作者的反应与浪漫主义时代的评论家大不相同。

当时的场景不如现在看来那么奇异。那不仅是一个诗意的时代……在某些圈子里流行着一种诗意的幻想，这使得这个场景更易于接受，不像现在看起来那么奇特。画中济慈倒在牧羊女脚下，似乎非常清晰地反映了济慈那种懒散、虚弱、结核的形象，他会因一篇文章而死。想一想他的早逝，他虚弱的肺，他诗歌中反复出现的"眩晕"和"昏厥"，以及《评论季刊》中那篇被普遍认为加速他死亡的故事——我们不得不把他想象成热爱幻想的人，他不具备伟人的特征——男子气概和男性力量。从感伤的角度来看，患上结核的男子不再被视为着迷于美的人；他们被描绘成相当柔弱的样子。

结核是一种深受情感和神经敏感性影响的疾病，当结核出现在男性身上时，就有了负面的含义，并且越来越多人认为，结核会使患者变得女性化。结核依然被视为虚弱和兴奋的产物，但它不再是智力天才的标志，而是象征着与女性相关的纤柔脆弱。极度敏感仍然是神经系统受刺激过度的产物，但它越来越被视为缺乏控制和情绪过度的结果。因此导致结核的敏感性与那些明显的女性特质之间建立了联系。由于这种联系，在维多利亚时代的人眼中，女性更容易患上结核，而且结核作为关于女性情感的一种品质，成为女性身份的重要标志。

感伤和痛苦的语言使结核之死变得女性化，患病女子成为"美丽之死"的典范。在对女性迷人魅力的描述中，纯洁和痛苦之间的联系，使那些因结核而消瘦并神经敏感的女子被视为绝世美女，病痛越来越被视为有益于美。人们越来越相信，女性是这种疾病最常见的受害者，因而这些观念进一步强化。正如 1857 年托马斯·海耶斯所说："没有什么疾病像结核一样，带走了世界上这么多有用的社会成员……因为结核不仅带走了最有才华的男子，也带走了最美丽、最多情的女子。她们是国家和家庭幸福的闪亮装饰，却被这残酷的病魔过早地夺去了生命。"

到 19 世纪中叶，结核和情感性都被视为与性别有关，女性在这两方面都更为突出。由于敏感性和结核之间的联系，结核被视为既是女性特质的产物，也是最能突出女性特质的疾病。1850 年，《时尚世界》(The World of Fashion) 探讨了女性的高度敏感性及其带来的一些后果：

> 从未有人指责女人因无情而愚蠢。如果有些女人确实愚蠢，原因恰好相反——是因为她们过于精细敏感。现在，对快乐和痛苦的敏感性，

都与我们的聪明才智和心灵的细腻程度成正比。没有人怀疑过，男人的
心灵比女人粗糙。因此，痛苦对女人造成的折磨远比男人更深。因为女
人有敏感的心灵，她们在健康的日子里，举手投足都散发出可爱的光彩，
在高兴的时候，每一点享受都极为美妙；然而，也是这种敏感心灵，在
逆境中给女人的灵魂蒙上更深的阴影，使痛苦和苦难给她们带来更重的
创伤。

19 世纪上半叶，性别差异被重新界定，女性在社会中的角色和地位发生
了变化。敏感性的女性化，以及结核随之女性化，与维多利亚时代女性在社
会中的角色和地位非常吻合。

结核与婚姻

人们普遍接受对结核的遗传解释，这意味着这种疾病对 19 世纪的婚姻也
产生了重要影响，没有慢性病是决定联姻的重要标准。文献资料显示，常有
人建议那些将要结婚的人，他们有道德义务明智地选择伴侣，以免将虚弱的
体质传给子女。例如，在 1822 年，《新月刊》（*The New Monthly Magazine*）
指出："将糟糕体质传给后代的父母，就像吞食幼虫的蜘蛛，因为他们把疾病
的种子传给后代，并且可能造成后代过早死亡。"当结核患者是女性时，这
些警告似乎被忽视了，文学作品和现实生活中有许多例子表明了这一例外。
例如，托马斯·福斯特·巴勒姆显然忽略了这些问题，并于 1836 年娶了一位
家族有结核病史的女子，他写道：

在过去的两三年里，我亲爱的萨拉（Sarah）的健康状况出现了一些恶化的迹象。她明显变瘦了，经常呼吸急促……还有大量的黏液咳痰，痰中不时有一两条血丝……她母亲 45 岁左右因结核早逝的记忆常常萦绕在她的脑海里，我认为她觉得自己会在大约同样的年纪，被同样的疾病夺去生命。

1857 年，《两个家庭的速写》（A Sketch of Two Homes）谈到结核人群的婚姻问题，一位外祖父试图通过阻止外孙女结婚来打破疾病循环，但未能成功。这位外孙女不仅有家族结核病史，而且已经表现出易患结核病的倾向。这位外祖父在试图阻止结婚时痛苦地讲述了自己的遭遇：

> 年轻人……我同情你！我同情你……曾经我和你一样痛苦，不过我说服了我爱的女人嫁给我，而你还没有这样做。我心爱的女人死于结核；她的女儿也结婚了，也死于结核；我现在只剩下玛格达琳（Magdalen）了，尽管同样可怕的疾病也会夺走她的生命。她不应该结婚，否则她会像她的母亲和外祖母一样，给她的孩子留下可怕的痛苦。你应该听我的，现在……走吧。

尽管这位外祖父愤怒地极力反对，但还是没能阻止这场婚姻，一年后他外孙女的丈夫说：

> 一年多过去了。在这段时间里，我和我的爱妻单独住在一起；但是现在，她的脸颊发红又凹陷，脚步无力又缓慢。她也正在像其他人一样消失——她是一个要离开这个阴影世界的影子。

故事中的年轻人很典型，《年轻女性生理学》（*Physiology for Young Ladies*）指出，大多数反对与易患结核的人结婚的建议都被忽略了。这本书的作者抱怨道：

> 健康在婚姻中很少被考虑；虽然我记得曾经读过《父亲给女儿的忠告》（*A Father's Advice to his Daughters*），书中说她们应该小心谨慎，不要和有疾病的家庭结成婚姻……但是现在这个建议被认为是非常过时的：很少有人认为有必要采纳这个建议。

遗传被广泛认为是结核的重要成因，婚姻对女性身份至关重要，然而，结核为何不仅在择偶时被忽视，而且在维多利亚时代的中产阶级女性中备受推崇？答案在于当时生物学对女性定义的影响，导致了结核有关文化的发展。

结核与生殖

在福音思想的影响下，不仅产生了提出女性模范的基督教道德家，也产生了为女性行为建立生理学基础的医务人员。卡罗尔·史密斯-罗森伯格（Carroll Smith-Rosenberg）和查尔斯·罗森伯格（Charles Rosenberg）认为："维多利亚时代女性的理想社会特征——爱护子女、重视家庭、温柔贤淑、顺从深情——都被视为有深厚的生理学基础。"女性特质引发了大量争议，是学术和宗教辩论的热点，但在 19 世纪 30 年代，随着男性和女性角色逐渐被视为源于自然的生物学差异，争论变得更加世俗化（见彩图 15）。根据勒诺·大卫多夫（Lenore Davidoff）和凯瑟琳·霍尔（Catherine Hall）的说法，在这个过程中，男性和女性的角色化成为"英国中产阶级的常识"。女性被赋予"家庭天使"的装饰性角色，这将女性特质提升到精神层面，同时巩固了男权的地位。

基督教教义为女性创造的角色深受赎罪观念的影响，并与疾病有关，因此，疾病成为女性经由痛苦实现道德和精神救赎的主要方式之一。女人被描绘成"罪恶的重要来源和纯洁的基本象征"，既引起了堕落，又产生了救世主。关注感性的作品将患病的女子描绘成无辜无邪的，这些纯洁的女子因无法承受外界庸俗粗鄙的冲击而得病。这种弱点出现在身体结构中，特别是神经系统中。神经高度敏感，使这些女子对疾病和死亡之美有了敏锐的认识。在对结核的描述中，性别差异越来越明显，女性因无法忍受残酷的世界及对其失望而患病，尤其是恋爱中的女子患病概率更高；而男性患上结核，越来越多地被视为事业失败的产物。疾病，尤其是结核，成为维多利亚时代女性的重要特征。女性理想还基于婚姻和母性，当时的社会和医学界都认为这两者是女性的关键职责。

19世纪初，结核与女性生殖系统的联系日益紧密。一些医学研究者把结核与月经、怀孕联系起来，称这可以解释为何患上结核的女性死亡率比男性高。这种联系之所以成为可能，是因为当时医学理论支持关于敏感性的论述，并认为女性的神经系统比男性更脆弱。正如奥内拉·莫斯库西（Ornella Moscucci）所说："神经组织的反射理论，暗含了男女思想的差异。男女神经系统的控制和自主部分所占的比重不同，鲜明地体现了性别差异。"女性的外貌特征为这种观点提供了必要的证据：女性的身形比男性小，肌肉系统不如男性发达，这种差异延伸到神经系统生理学，因而女性的敏感性比男性高。

罗伯特·本特利·托德（Robert Bentley Todd）的《大脑、脊髓和神经节的描述和生理解剖学》(*Descriptive and Physiological Anatomy of the Brain, Spinal Cord, and Ganglions*，1845 年)列出了生理学证据，指出："尽管亚里士多德（Aristotle）说过女性大脑的绝对体积比男性小，但女性大脑占身体的相对比重并不比男性小；因为一般情况下，女性身体比男性身体轻。所以，女性大脑占身体的比重往往比男性还要大。神经系统的易感性和敏感性高低，似乎取决于大脑占身体比重的大小。"医生和生理学家认为女性的神经系统较易受到强烈刺激的影响，也较容易发怒。因此女性的整个神经系统较容易衰竭，从而引发结核。人们越来越相信，女性是结核最常见的受害者，这又进一步强化了女性更容易染上结核的观念。1843 年，约翰·黑斯廷斯断言："毫无疑问，女性比男性更容易患上结核。"而亨利·德尚甚至认为，女性容易患上结核的直接原因是："脆弱而易怒的神经组织，使她们更容易受到心理和生理印象的影响。"

　　女性被视作为人类繁衍而生，医生和社会理论家都认为，女性既是生殖功能的产物，又被它牢牢掌控。19 世纪早期，女人的生命阶段是根据其生殖潜力来定义的，以月经出现、怀孕或受孕能力，以及绝经后的"生理变更"为特征。亚历山大·沃克（Alexander Walker）等生理学家认为："女性特征取决于卵巢的存在。"他甚至声称，在一个没有卵巢的女人身上，所有的女性特征都会失去，月经停止，乳房消失，这个女人会长胡子。沃克进一步断言，青春期的开始预示着女性进入"过度敏感状态"，此时女性的"生命力过剩，不断寻求扩散和沟通"。

　　然而，生命力的这种过剩也可能导致生命的终结，因为它会引起结核。医学作家认为结核起源于青春期造成的紊乱，声称青春期的女性由于身体发生复杂变化，最容易患上结核。例如，约翰·里德认为，"众所周知，结核的明显症状大多始于青春期前后"，因为身体的"巨变……影响了整个人体系统"，肺部负荷大幅上升，也影响到其他器官，使女性更容易患上结核类疾病。正是由于肺对子宫的影响越来越大，青春期的女子变得更加易怒，并容易染上结核。因此，月经不仅对女性生殖器官的发育具有重要意义，而且对染上结核也有重要影响，这为生殖和结核之间建立了生理联系。

　　生理学家认为生殖器官对"女性的整体健康"有重大影响。随着青春期的到来，"少女的人生目标产生了变化"和"女性生殖器官现在不再处于从属位置，而是成为整个人体系统的主宰"。她们展现出新的性情，包括"荒诞的想象力——新激发的愉悦欲望——嫉妒的情绪——不仅渴望性爱，还非常想要孩子，甚至乐于奉献，这些通常会给人留下与生殖器官联系紧密的印象——最后，脑中景象越发奇异任性，热情不受控制，情绪反复无常。通过用医学上的情感术语来定义女性，把女性与由敏感性和情感引起的疾病束缚在一起的锁链被进一步收紧。《医学外科评论》（*The Medico-Chirurgical Review*）指出："如果一个女孩恋爱了，激情的刺激会扰乱大脑，这可能会使她……咯血……并染上结核。"

　　青春期可能会点燃激情，损害身体，而女性容易患上结核的另一部分原因是，她们每月会流出经血。罗伯特·托马斯（Robert Thomas）甚至在他的《现代医学实践》（*The Modern Practice of Physic*）中把"经血的过度排出"列为结核的诱因。人们对于月经在疾病过程中所起的作用有很多猜测。一些著作认为，月经停止是导致结核的原因，而另一些人只是把它看作一种症状。这两种观点都认同，月经带来的痛楚是诱因之一，而闭经（月经缺乏）是结核易感性增加的生理标志。《实用知识传播学会便士百科全书》（*The Penny Cyclopaedia of the Society for the Diffusion of Useful Knowledge*）承认医学界在解读这些证据时遇到了困难，书中称："当女性出现潮热时，月经几乎总是停止；有时月经甚至停止在潮热之前。由此产生了一种流行的观点，即这种状况下的疾病是由月经受抑制引起的。"

月经和潮热之间的这种相关性，为结核的另一种症状提供了一种解释，这种症状就是咯血，也是结核最明显的特征之一。一些医生甚至认为，咯血是女性身体适应闭经的证据，实际上是月经的一种替代形式。1835 年，《医院实践导论》（*An Introduction to Hospital Practice*）提出，咯血"有时可以视作月经排血的替代形式，此时肺尽可能发挥子宫的功能。如果月经受到抑制，肺部就会充血，肺等器官会努力将血排出体外"。对月经功能不正常的女性来说，结核及与其相关的咯血，提供了一种排出积存血液的方法。

然而，月经只是女性生殖系统与结核发生联系的方式之一。许多医学论文提到怀孕期间结核似乎经常中断，但在产后迅速复发。这些论文以此为证据，称"怀孕时子宫增大，能抑制结核，并对进一步治疗产生重要影响"。1839 年，塞缪尔·迪克森（Samuel Dickson）在他的《教学谬误》（*Fallacies of the Faculty*）中写道："怀孕被定义为一个天然生理过程。死亡也是。"尽管将这两者并置似乎过于冷酷，他也提出怀孕是最有可能摆脱结核病死亡的自然方法，他说："业内人士最熟悉的疾病是'结核'，这种疾病可以因怀孕发烧而中止，在某些情况下可以被治愈。如果所有其他补救方法都失败了，医生有责任告知患者，怀孕有可能治愈这种源自婚姻的病症。"

因此，尽管子宫为受孕所做的准备被证明对健康有害，但怀孕也可能有助于治愈结核。然而，这种缓解只是暂时的，需要多次怀孕才能防止因结核而死，因为尽管"人们发现怀孕可以大大延缓结核的发病进程，但当分娩结束后，患者会加速走向生命终点"。这些观点得到了医生们的支持，比如约翰·英格尔比（John Ingleby），他在报告中提到："一个大家庭的母亲，连续八次怀孕，由此控制结核。每次分娩后，疾病都以非常明显的方式复发。由于她没有给婴儿哺乳，乳汁很快浸润体内器官，给了她暂时的舒适。"更有甚者，《女性体质疾病综述》（*Commentaries Principally on Those Diseases of Females Which are Constitutional*）认为，结核实际上增强了女性的生育能力，并有助于怀孕。这本书中最引人注目的一段话是："子宫在结核性疾病的影响下，处于一种非常容易受孕的状态，这种变化反过来又具有阻止结核性疾病扩散的反射作用。"于是，结核在与女性生殖系统的相互作用中有助于其自身的治疗。

生殖系统的功能会造成女性的生理机能不稳定，如果这与她们固有的脆弱性共同作用，就会使她们更容易患上结核——随着生殖能力丧失，结核的发病率也会相应下降，这看起来有些道理。有些人认为，在生殖能力旺盛的年龄过后，那些不再有用的生殖器官在女性体内萎缩，"虚弱和畸形"随之出现。有一种极端的生理学观点认为，过了生育期的女性，成了"另一种人"。随着女性生命的目的被定义为繁衍，绝经后的妇女失去了其目的和身份。因此，亚历山大·沃克称："当年龄最终摧毁生殖器官的能量和受孕能力时，其余组织获得了更多的能量；头脑变得越来越清醒……此时在智力方面，女性恢复了一些具有男性特色的天赋。"此外有人认为，绝经后妇女失去了突出的敏感性，不太容易患上结核。证据之一是，人们普遍认为结核是一种优先攻击年轻人的疾病。《结核究竟是什么》（*Consumption: What it is, and What it is not*）突出了结核的悖论："结核——可怕的贪得无厌的暴君！——……你为什么几乎总是袭击最美丽最可爱的人？为什么选择青春靓丽的少女，而不是憔悴疲惫的老妇？为什么要击倒那些生命刚刚起步的快乐青年，而不是蹒跚走向终点的衰朽老者？"答案在于对证据的解释，结核是一种严重女性化的疾病，袭击生育高峰期的女性，但放过了那些不再能履行女性生育功能的人。因此，理想的女性形象，通过精致的神经和灵敏的反应与女性生殖系统建立了紧密的联系，而这两者又都与敏感性密切地交织在一起。

敏感性与女性特质

在文学和社会中，敏感性因为能催生强烈的感情，被视为理想女性不可或缺的要素。人们普遍认为女性被赋予了这种品质，因此女性被定义为心情动物，行为主要由感情驱动，而男人被定义为智力动物，行为主要由理性驱动。敏感性除了催生情感，也与疾病有紧密的联系。罗伯特·本特利·托德谈到了这种相互关系："瘦人比胖人有更强的易感性。在影响身体营养的疾病中，敏感性随着患者变瘦而增强。另一方面，随着人们从长期疾病中康复，他们的体力逐渐恢复，易感性和敏感性逐渐降低。"消瘦和易感性增强之间的这种对应关系，又为结核和女性之间增加了一种联系。

敏感性不仅影响人的情感和情绪，也影响这些情感的生理表现。感伤主义者认为：女性无法隐藏自己的情感，这使她们在体质上是透明的。经历慢性病各个阶段的过程中，女人变得越来越柔弱，展现出女性本真，这给灵性提升带来额外好处。女人会通过昏厥、流泪，最重要的是通过生病来表达自己的情感。那么，结核作为一种慢性病，是一种可以表现女人本真性格的方式。对疾病的易感性，是女性体质的重要元素，也会影响其韧性和毅力。这些体质根据性格、道德和灵性，赋予结核不同的特征。此外，结核可以证明患者具有"真情实感"，是纯洁和正当的痛苦。消瘦的躯体可以证明情感的

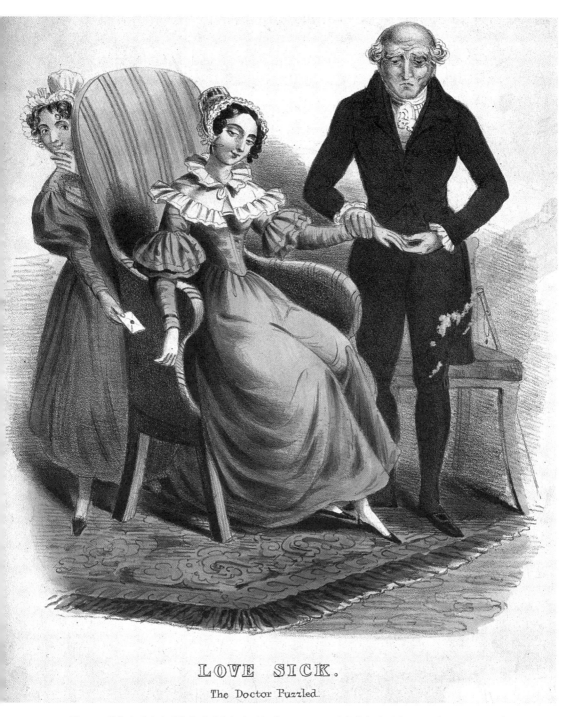

LOVE SICK.

The Doctor Puzzled.

图5-2　困惑的医生为因情患病的年轻女子把脉。石版画。伦敦威尔康图书馆。版权依据知识共享署名许可协议（Creative Commons Attribution only licence CC BY 4.0）。

真诚。身体不会说谎，因而比语言表达的情感更真实。医学论文和文学作品不断重申情感和结核之间的联系。例如，詹姆斯·克拉克说：

> 精神抑郁对体力较弱的人影响特别大，事实证明，它经常是染上结核的最重要原因之一。凤愿破灭、感情受骗、失去亲人、命运逆转，往往会对易感染结核的人产生巨大的影响，尤其是女性。

一段时间以来，结核和死亡一直是流行的文学主题。在维多利亚时代，作家们继续以各种方式表现这一主题，比如勃朗特姐妹，她们自己也深受这种疾病之苦。克拉克·劳勒认为，维多利亚时代的文学作品中有一种日益增强的倾向，苍白和精致往往意味着人物染上了结核，作家们删除了这种疾病不恰当且不雅观的症状，把年轻女性患者描绘成"感伤的天使"。结核也被视为灵性和魅力提高的一个标志，患上结核的女子日益成为美丽的典范。敏感性的传统与徘徊在疾病边缘的人物形象交织在一起，使慈爱、温柔、敏感的结核女主人公的影响力延伸到小说之外，在日常生活中也备受推崇。这些观念不只是文学手段，也被视为医学事实，源自长期以来把心理剧变视为结核病因的传统。理查德·佩恩·科顿（Richard Payne Cotton）在他的《结核的本质、症状和治疗》（*The Nature, Symptoms, and treatment of Consumption*）中谈到了这个问题：

> 重度的精神压抑，如果持续时间长，本身就可能引发结核。我们频繁地看到，命运挫折、家庭痛苦或使情绪发生剧变的事件，成为结核的开始。我们听到"破碎的心"痛苦呻吟；然而，这通常只是一个隐喻，表明悲伤和世俗的忧虑可能会破坏生活；——医生非常清楚，

这些疾病是多么容易发展成结核性疾病，这种疾病一旦染上，治愈希望是多么小。

很多人认为结核是爱情失意的产物，这符合结核的定义，它被视为女性神经系统的产物。

19 世纪上半叶，结核与患者性别有关的观念日益强化，男女染上这种疾病的痛苦和意义大不相同。尽管男性诗人被结核和自身"易怒情感"所折磨的浪漫形象继续流行，但到了维多利亚时代早期，敏感性及其与感情的联系，使结核明显女性化。经观察而得的生理差异对社会期望产生了影响，人们认为女性特质一定程度上造成了过高的敏感性。这些生理学观念随后被转换成一套关于礼仪、社会情感、身体脆弱性的特质，所有特质都表明女性处于疾病边缘的不平衡状态，容易染上结核。

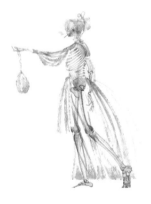

第六章
悲剧与结核：西登斯的故事

　　到 18 世纪末，结核已被视为由受挫的恋情、病态的创造力、文雅气质和神经过敏引起的疾病，它逐渐与女性魅力交织在一起。这种联系之所以成为可能，是因为关于敏感性的论述得到了当时医学理论的支持，这些理论认为女性的神经系统比男性的更脆弱。从生物学角度来说，女性出生时即带有缺陷，容易染病。社会角色使女性重视打扮，久坐不动，这看起来为她们感染结核创造了完美的条件。因此，医生、作家和外行人都认为，结核往往意味着外表美丽、气质优雅和神经敏感性。结核神话影响深远，越来越多的审美化隐喻主导了这种疾病的形象。

　　结核患者被描述为不仅在生理上和精神上是美丽的，而且往往拥有美丽的爱情经历。结核患者和目睹疾病无情发展的人，都参与了这些观念的建构。苏珊·桑塔格认为：“许多被称为‘浪漫痛苦’的文学和情欲形象，源于结核……对疾病初步症状的非写实描述，使疾病变得浪漫，真实的痛苦被淡化了。”到 18 世纪后半叶，人们开始用特定的修辞意象来塑造各自的结核体验。这种温情之死，因被视为因情所致，主角往往是被爱情所伤的年轻美女。因结核而死的女性，往往被描述为在形体上和精神上都美到极致，正是这种美使她们染病死亡。

莎拉·肯布尔·西登斯（Sarah Kemble Siddons，1755—1831年，见彩图16）夫人是18世纪最著名的悲剧女演员，她的名气在18世纪后半期达到巅峰。在红极一时的同时，她也面临着经济和个人困难，部分原因是理查德·布林斯利·谢里丹（Richard Brinsley Sheridan）对哲瑞·雷恩剧院经营不善。谢里丹一直拖欠西登斯夫人的薪水，这种财务困境可能始于1784年夏天。在整个18世纪80年代末至90年代，西登斯都会在伦敦戏剧季结束后，到苏格兰和英格兰北部巡回演出。西登斯是否真的需要这些钱来弥补谢里丹未支付的薪水，还是只是被夏季巡演的丰厚收入所吸引，不得而知。然而1798年，因女儿玛丽亚生病期间自己无法在家照料，西登斯夫人抱怨说："让我悲伤的是，玛丽亚的奇特想法（她想去克利夫顿）把我们分开了，因为我必须四处巡演，赚点钱弥补我们的开支。我将巡演一个月，然后在秋天之前去切尔腾纳姆演出。我希望到那时玛丽亚已经厌倦了克利夫顿，我们可以一起在布莱顿玩几个晚上。"

显而易见的是，西登斯夫人和她的兄弟约翰·肯布尔（John Kemble）终于对谢里丹失去了耐心，并在1801—1802演出季结束时，与哲瑞·雷恩剧院断绝了关系。此后不久，从1802年5月起，西登斯夫人再次离开家人，到爱尔兰巡回演出了一年多。巡演期间，大女儿莎拉病得很重，西登斯夫人却不能陪她。陪伴她的是约克剧院经理泰特·威尔金森（Tate Wilkinson）的女儿玛莎·帕蒂·威尔金森（Martha Patty Wilkinson）。1799年，玛莎·威尔金森来到西登斯家，她起初是西登斯夫人大女儿的女伴。后来她陪同西登斯夫人完成了 1802—1803 年的爱尔兰巡演，并一直陪伴西登斯夫人，直到西登斯夫人去世。不管西登斯夫人的动机是什么，她的工作是她在两个女儿生病的关键时期缺席的重要原因。西登斯夫人繁忙的日程，使她了解女儿们疾病发展的方式非常独特——她在外出期间通过与朋友通信来了解女儿们的病情。西登斯的故事，提供了一个窗口，让人了解结核发病的过程及其与理想女性日益密切的联系，以及关于结核的各种理论和治疗方法；尤其引人注目的是，两个女儿和肖像画家托马斯·劳伦斯（Thomas Lawrence）爵士的三角恋。一些人认为，恋情的悲剧是结核病情加剧的原因，且最终导致小女儿死亡。

危险的美丽

1834 年，查尔斯·格雷维尔（Charles Greville）在回忆录中写道：

> 阿克莱特（Arkwright）太太给我讲了托马斯·劳伦斯爵士和她的两个表姐妹订婚的奇怪故事……她们是两姐妹，妹妹高挑漂亮，姐姐娇小苗条，不算特别美，但是聪明可爱。爵士爱上了妹妹，与她订婚……过了一段时间，姐姐的聪明伶俐吸引了艺术家爵士，她取代了美丽的妹妹成为他的新欢。爵士和姐姐隐秘地私通，但是有一天，爵士写给新欢的一张纸条落入旧爱手中。旧爱认定这张纸条是写给自己的，于是打开了纸条，发现了致命的真相。从那时起，她就虚弱不堪，一病不起，不久就去世了。

正如人们所料，这些浪漫纠葛的实际过程与阿克莱特夫人的叙述略有不同。然而，即使在当代人对劳伦斯和西登斯女儿之间恋情的描述中，美仍然是一个中心主题。同时代的人特别关注魅力，因为它在一定程度上解释了结核导致"美丽"的妹妹虚弱、病重、死亡。事实上，在追求两姐妹时，劳伦斯先是放弃了"聪明可爱"的姐姐莎拉·玛莎（Sarah Martha，1775—1803 年，昵称莎莉），转而追求她"美丽"的妹妹玛丽亚（Maria，1779—1798 年）。当更有魅力的玛丽亚因结核而奄奄一息时，劳伦斯再次变换了恋人——对一位画家来说，这种行为并不光彩。

两个女儿都长得很像她们的母亲，尽管玛丽亚通常被认为更漂亮一些。玛丽亚的美丽在很小的时候就颇受人们赞誉，她的母亲则担忧这美丽可能带来灾祸。在玛丽亚还只有十三岁的时候，西登斯夫人给她的朋友巴林顿（Barrington）夫人写信说道："玛丽亚非常漂亮，但我一点儿也不希望我的任何一个女儿因美丽而出众，我不需要向你解释为什么。"西登斯夫人担忧的原因是美被视为遗传性结核易感性的重要标志之一；此外，结核一经确诊，也被视为能增加患者的魅力。

尽管阿克莱特夫人认为莎莉不像妹妹那么美丽动人，但与莎莉同时代的人则认为她也很有魅力——尽管对姐姐莎莉的描写，重点关注她的智慧和性格，尤其是在她死后。例如，诗人托马斯·坎贝尔（Thomas Campbell）在看到莎莉·西登斯的半身像时写道："她并不十分美丽，但她的面容就像她的母亲一样，有一双明亮的眼睛，在她身上，真诚和甜蜜巧妙地融合在一起。"两个女孩都表现出某种微妙的体质，尽管玛丽亚因为更漂亮，被认为完全继承了这种微妙的体质。

出人意料的是，莎莉首先表现出对呼吸道疾病的易感性，当时她 17 岁。西登斯的信件中，很早就提出了女儿莎莉身体虚弱的迹象，1792 年 10 月的信中写到莎莉染上了"小羔"。甚至在这之前，莎莉就已经采用了驴奶疗法，当时的人公认，驴奶是治疗结核和其他呼吸系统及瘦弱性疾病的有效药物。她经历过几次急性疾病发作，最终被名为痉挛性哮喘的疾病击倒。据她的旅伴赫斯特·林奇·皮奥齐夫人所说，这是一段特别残酷的经历，莎莉"昨天突然哮喘、咳嗽、痉挛……这些病你我之前都没见她得过"。在理查德·格雷希德（Richard Greatheed）的照料下，莎莉的病情好转。人们都以为，莎莉康复之后，将不会那么容易患上长期疾病。虽然莎莉的病史似乎使她看上去更可能染上结核，因为哮喘是公认的疾病先兆；然而，大概可以用莎莉的"体质优势"来解释她短暂的一生中多次从间歇性哮喘中康复。最终反倒是美丽而脆弱的玛丽亚先染上结核。

浪子劳伦斯

托马斯·劳伦斯何时与两姐妹坠入情网不得而知。约翰·费维（John Fyvie）暗示，劳伦斯一定是在 1787 年定居伦敦后不久就遇到了两姐妹，当时他很快就和西登斯一家交上朋友。此时玛丽亚只有八岁，莎莉大约十二岁。两姐妹 1792 年或 1793 年两次遇到了劳伦斯。劳伦斯对姐姐莎莉产生了情愫。 1795 年底至 1796 年初，劳伦斯和莎莉间的浪漫恋情有了明显进展（见彩图 17）。两人的恋情显然得到了西登斯夫人的支持，不过她对西登斯先生隐瞒了这件事。然而，劳伦斯对莎莉的好感迅速减退，很快就把感情转移到了更年轻漂亮的妹妹身上。

尽管莎莉对此感到不快，但她似乎还是大度地让位给妹妹，劳伦斯正式向玛丽亚求婚。西登斯先生拒绝了他，既因为玛丽亚还非常年轻，也因为劳伦斯岌岌可危的财务状况。玛丽亚不愿意接受父亲的决定，她通过秘密信件和会面，和劳伦斯保持了将近两年的关系。莎莉的协助和西登斯夫人的共谋，使玛丽亚和劳伦斯的联络成为可能。西登斯夫人隐瞒了这段关系，以避免丈夫的反对。玛丽亚得以与劳伦斯会面，同时在场的只有未婚的伯德（Bird）小姐，她似乎不太可能是个合适的监护人。劳伦斯和玛丽亚之间的秘密关系一直持续到 1798 年初，西登斯先生最终同意了两人成婚。

什么导致了西登斯先生内心的变化？似乎是他对玛丽亚幸福的关心，最终在这个决定中起了很大作用。玛丽亚的健康状况在 1797 年到 1798 年的那个冬天迅速恶化。1798 年 1 月，西登斯夫人透露了她的担忧和恐惧——为了玛丽亚的健康，她可能需要带玛丽亚去布里斯托尔。

> 皮尔森（Pearson）医生坚持认为，当时布里斯托尔的水对玛丽亚并非特别有益；因为以玛丽亚当时的身体状况，任何其他地方的空气都一样有好处，另外去布里斯托尔很不方便且费用不菲，所以我们放弃了那个计划……他说，玛丽亚还未染上可怕的疾病，但她的肺部容易受感染，需要长时间持续关注。

玛丽亚的病情尚未发展到结核阶段，但疾病随时可能爆发。5 月，西登斯夫人表达了她挥之不去的担忧，写道："玛丽亚仍处于健康状态，但我非常担心她就要染上结核。我明白，她的肺非常容易染上结核，一切悉心照料和高度警惕都无法避免它的到来。"

对玛丽亚娇弱体质的担忧，是西登斯夫妇同意让女儿与托马斯·劳伦斯订婚的一个重要决定因素。1798 年 1 月莎莉写给伯德小姐的一封信中，明显地提到了他们的焦虑。"玛丽亚决定在自己身体状况更糟的时候和父亲谈谈；

她这么做了，父亲也因她的身体状况而被打动……他认为，接受无法避免的事情是最明智的。"玛丽亚的父母担心女儿的情绪，也担心这会损害她的身体。他们还担心，如果继续反对这桩婚事，两人可能私奔。西登斯先生不得已同意婚事后，甚至结清了劳伦斯的债务，解决了劳伦斯的财务问题，为女儿的未来做了安排。

尽管皮尔森医生表达了悲观的看法，莎莉还是乐观地认为，新的事态发展会对玛丽亚的健康产生积极的影响；这反映了一种普遍的观念：有利的环境，包括一段美满的恋爱，有助于预防一个天生易患结核病的人患上结核。因此，她写信给伯德小姐："这个快乐的事件，不是比所有药物都更有效吗？至少我认为这将大大提高药物的效用。"在很短一段时间内，允许他们结婚的决定看来非常像正确的选择，因为玛丽亚的健康状况似乎有所改善。1798年1月28日，莎莉对伯德小姐说："我等了几天，才把玛丽亚能重回客厅的消息发给你，她已经在那里待了几天，体力和美貌每天都在恢复。但皮尔森医生说，她在寒冷的天气里必须留在这里，我想这意味着整个冬天她都要待在这里。"

可悲的是，玛丽亚的身体问题并不像劳伦斯的财务问题那么容易解决，从1798年2月开始，她的健康状况再次急剧恶化。雪上加霜的是，在她与劳伦斯正式订婚后的两个月内，她的未婚夫似乎已经将爱情转移到莎莉那边，并开始与后者秘密交往。然而，莎莉并没有完全忘记，他早先的移情别恋和反复无常。他们过去的恋情，依然沉重地压在她的心头。她还担心这段新恋情可能会对玛丽亚的健康产生影响，但她认为玛丽亚用情不深，因而不会受到太重影响。与此同时，莎莉隐藏了这段恋情，以免令她妹妹难过，并向劳伦斯表达了一些担忧。

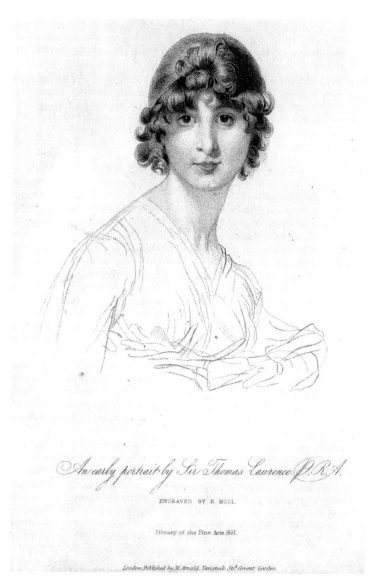

图 6-1　玛丽亚·西登斯肖像。劳伦斯绘（雕版师未署名）;《美术图书馆》(1831
年）插画。© 大英博物馆理事会，1933 年。

我在等待合适的时机，当玛丽亚被别的事情缠身时，再向她表明我们的恋情，那样，事情不会特别残酷，我们就能顶住重要亲友的反对意见。你谈到你很快会再次来到马尔伯勒街，请你千万不要来；你知道这是不可能的。你、玛丽亚和我都无法忍受。你想想，尽管她不爱你，但看到曾经属于她的人移情别恋，她不会有不愉快的感觉吗？……哦不！请放弃这种想法。你不在场确实对玛丽亚影响不大——如此小的影响，以至于我确信她从未真心爱过你——但是你必须知道，你的出现会使我们都陷入你能想象到的最痛苦的境地。

莎莉写信时显然情绪激动，这封信情真意切，显示出一种知识女性的魅力。她恳求劳伦斯早上九点从她客厅的窗户旁边走过，因为她"通常在那个时间写作或阅读"。莎莉接着谈到了劳伦斯见异思迁、反复无常。

难道你不知道，在整个世界上，我只希望一个人陪伴我（如果他忠诚可靠）？……在你继续追求之前，我现在告诉你，如果我还会再爱你，我会比过去爱得更深，如果你再让我失望，就意味着死亡。

莎莉认为自己可能会失望而死，不仅是过度激动的感叹，也反映了一个众所周知的观念，即失望，尤其是爱情中的失意，会引发结核，进而导致死亡。

仅仅到 1798 年 2 月，喜怒无常的劳伦斯就再次表现出易怒、抑郁和不安的迹象。他最终向西登斯夫人坦白，他重燃了对莎莉的旧爱，他与玛丽亚的婚约于 1798 年 3 月正式终止。病中的玛丽亚，似乎淡然地接受了恋情的逆转和爱人的遗弃。正如莎莉对伯德小姐所说：

　　简而言之，玛丽亚默默承受了我带给她的打击，就像一个永远不会动情的人……他们完全断绝关系已经将近两个星期了，玛丽亚像往常一样精神饱满，喜欢谈论服装、女伴、美丽等话题。这对她难道不是好事吗？如果她真爱劳伦斯，我想这件事几乎会让她心碎；我很欣慰她没有。

　　然而，莎莉和劳伦斯的恋情仍然是秘密的，因为西登斯夫人再次决定，向她的丈夫隐瞒另一个女儿的恋情。尽管玛丽亚显然承受住了打击，接受了莎莉和劳伦斯的新恋情，但玛丽亚确实把自己得病归咎于她的痛苦经历和劳伦斯的行为。莎莉写完信之后不久，她也给伯德小姐写了封信说，"如果他还有那么一点儿感情的话，他会明白我为他付出的牺牲是多么不值得。"

　　玛丽亚的信表明，她对健康的担忧远远超过了被爱人抛弃的痛苦，她的疾病也逐渐成为她生活的焦点。1798 年 3 月 14 日，她向伯德小姐讲述了自己患病的一些细节，写道："我感到身体一侧很痛。"她接着谈到了她在面对疾病时遇到的困难："疾病复发，总是比原来还要糟糕，也许只是出于神经紧张，我认为自己活不了多长时间了。但我有时觉得不应如此担忧，情况并不是特别可怕；我不必过度恐惧，也许能从痛苦中解脱出来。我想不会再有人比我更不愿意忍受它，在短暂的一生当中，我已经受够了对因病而死的担忧之苦。"事实证明，疾病损害了玛丽亚的情绪和健康。她对伯德小姐说："我不耐烦地期待，有朝一日我能重新做回自己。现在我将努力摆脱这种忧郁，让你开心一点儿。"玛丽亚的信件，也展现了结核患者对孤独生活的痛苦体验，以及对回归正常生活的热切渴望。

　　我非常渴望出去，以至于我甚至羡慕每个在户外跑来跑去的小乞丐。

这种限制令我无法忍受。在我看来，在这阳光明媚的美好日子里，万物复苏，生机勃勃，但不包括我：病中的我非常需要新鲜空气，却无法出去享受它，这令我更加痛苦……我希望今年夏天去一个非常美丽的地方——克利夫顿，但是我已不期待这能带给我任何乐趣；我将第一次与莎莉和母亲分开，她们要去苏格兰，那里的空气太冷，我不能去。我相信，在克利夫顿会有一位女士和我相伴。在那里，如果我能保持好的情绪，我康复的可能性比在英国任何其他地方都大。

随着疾病日益成为玛丽亚生活的焦点，玛丽亚的美丽也越来越引人注目。例如，西登斯家的朋友皮奥齐夫人，在玛丽亚婚约结束时表达了一个局外人的看法，写道："玛丽亚……（在我看来）很正常，但每个人都说她病了，事实上那天晚上她流了血。"很多人未能发现玛丽亚的疾病，部分原因是，因遗传具有结核易感性的人和结核病已经发作的人在外表上难以区分。

这两类人的外表差异，只是程度问题。玛丽亚在健康状态下本已充满魅力。随着疾病的发展，她的美丽与疾病之间的联系变得越来越明显，被家人和朋友频繁地提及。

皮奥齐夫人对玛丽亚病情的评估，也表明在解剖学和病理学上，医生们对结核的疗法存有困惑。在同一封信中，她抱怨了治疗结核的"新潮流"，并对当时的种种疗法感到不满："把疑似患有结核的年轻女孩关在一个封闭的房间里三四个月，我想任何一个女孩都会生病，心情也会变得糟糕。但这是一种'新疗法'，它让女孩们重复地呼吸自己呼出的被感染的空气，却无视过去的书籍、经验和有用常识。啊，我亲爱的朋友，有许多'新疗法'会导致可怕的后果。"她的态度反映出很多人更愿意接受传统的疗法，包括放血法和发泡法。1798 年春天，这两种疗法都用在了玛丽亚身上。

随着病情的发展，玛丽亚变得越来越沮丧，特别是为自己无法忍受病痛感到伤心。她甚至担忧，自己的忧郁可能对她所爱的人产生影响。"在我看来，如果我能出去走走，感受吹到身上的风，我才会像真正的自己。"她在给伯德小姐的信中写道。"每当无法振作精神，看到我的忧郁让母亲和莎莉痛苦，我就感到加倍忧伤。我生自己的气，尽管我意识到，必须努力让自己别生气。"她接着斥责自己："我难道不是写了封愚蠢的信吗？的确，我为此付出了巨大的努力。我最近讨厌写信，但是当我收到你的信时，我会一直高兴地读你的信，也许有一天我会从这种愚蠢的状态中清醒过来，能够更好地与你同乐。"玛丽亚对自己面对疾病的方式忧心忡忡，尤其是她认为自己产生了不恰当的感受。为此，她努力改变自己的做法，宣称："耐心和顺从是我应有的美德，尽管它们在经受严峻的考验，但必会有回报。"

到 1798 年 5 月，西登斯夫人非常担心，认为玛丽亚康复的可能性越来越小。"二女儿的病扰乱了我享乐和挣钱的计划，"她在给泰特·威尔金森的信中写道，"我感谢上帝，她现在好多了；但她的体质如此脆弱，以至于我们一直恐惧，她很快就要染上结核。"这封信标志着，西登斯第一次真正承认，她的女儿具有结核易感性体质。西登斯夫人也让我们看到，一位母亲看到心爱的孩子在她眼前慢慢凋零时是多么心痛："看着一个天真可爱的小天使每天都被这种病痛折磨，你很容易想象我无法描述的痛苦。"

玛丽亚的凋零

随着治愈的可能性逐渐消失，家人把玛丽亚送到她一直向往的克利夫顿。

它和附近的布里斯托尔温泉是当时的结核患者疗养胜地。克利夫顿非常热闹，因为那些寻求健康的人在此开展各种社交活动以缓解养病期间的无聊。温泉位于克利夫顿的南边，距离巴斯仅有 14 英里（1 英里约合 1.61 千米），距离布里斯托尔仅有 2 英里。温泉靠近巴斯是个有利因素，因为人们认为这两个温泉的水可以互补，有益于治疗不同的疾病。巴斯温泉的水质被吹捧为能刺激身体活力，对治疗消化系统疾病非常有益；而克利夫顿温泉的水被认为有镇静效果，对治疗结核等炎症性疾病特别有益。克利夫顿温泉的季节周期，使它更受热捧，因为它的流行季正好填补了巴斯两个流行季节之间的空隙。于是在夏季，克利夫顿成为滕布里奇韦尔斯以外的另一个温泉胜地。克利夫顿的受欢迎程度，得益于 1754 年起开通的布里斯托尔和巴斯之间的夏季长途车，也有些富人坐马车去那里享受温泉之旅。《新浴场指南》（*The New Bath Guide*，1799 年）指出："温泉最佳的季节是 3 月到 9 月，贵族和绅士经常光顾这里。"威廉·尼斯贝特（William Nisbet）的《化学通用词典》（*A General Dictionary of Chemistry*，1805 年）中的日期稍晚一些，声称："从 5 月到 10 月是布里斯托尔温泉最受欢迎的季节，但温和的气候总是会吸引人们去住更长时间。因此，如果必须在英国度过冬天，布里斯托尔是最理想的地方。"威廉·桑德斯（William Saunders）医生在关于矿泉水的论文中，认同了尼斯贝特书中的日期，认为"温泉的最佳季节通常是从五月中旬到十月。但是由于水质在冬季和春夏季没有什么不同，所以选择夏季仅仅是因为可以更充分地享受空气和锻炼带来的好处。"

到 18 世纪中叶，克利夫顿温泉已经成为社会精英经常光顾的时尚胜地。1789 年，安德鲁·卡里克（Andrew Carrick）医生描述道："夏季，那里的温泉是英国最受欢迎的温泉之一，非常拥挤。每年夏季，都能在那里看到

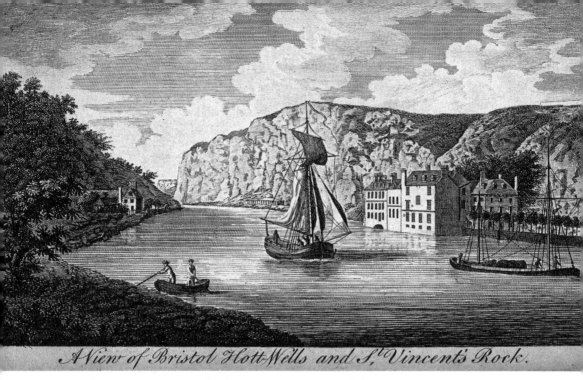

A View of Bristol Hott-Wells and S.t Vincent's Rock.

图 6-2《温泉旅馆和圣文森特岩》。线条雕版画，18 世纪早朝。伦敦威尔康图书馆。版权依据知识共享署名许可协议（Creative Commons Attribution only licence CC BY 4.0）。

许多最高级的贵族。" 1793 年，朱利叶斯·凯撒·伊贝斯顿（Julius Caesar Ibbeston）把克利夫顿称为 "英国最有礼貌的村庄之一"，他接着列举了克利夫顿温泉的优点："那里有这种场所该有的各类人员和乐子。这个度假胜地很棒，在夏季的几个月里，每天早上都会有一支乐队演奏。这里有一位司仪，他主持每周两次的公开舞会和早餐。" 威廉·桑德斯医生称这个度假胜地 "是专为病人的快乐和舒适而设计的"。温泉被认为有助于治疗肺部疾病，但也有人认为，温泉疗法治标不治本。桑德斯说，尽管不太可能治愈疾病，但布里斯托尔的水确实 "减轻了这种可怕疾病中一些最令人烦恼的症状"。罗伯特·托马斯在《现代医学实践》（*The Modern Practice of Physic*，1813 年）中指出："这些益处不应该完全归功于温泉水。"

病人每天在晴朗的天空下骑马……清新空气有益健康；处于这种健

康的环境，经常参加这些温泉的各种娱乐活动，无疑是最有效的辅助治疗手段。公共度假场所为病人提供了精神食粮，并使他们的心灵保持活跃，就像锻炼使他们的身体保持活跃一样。这样一来，病人就不会沉湎于阴郁的沉思中，不会因缺少美好景色和合意伙伴而使健康状况进一步恶化……不过我坚决认为，温泉的疗效中，至少有四分之三应该归因于空气、锻炼、饮食、精神娱乐和有规律的生活，而不是泉水本身的功效。

然而，《休闲札记》(*The Lounger's Common-Place Book*，1799 年）中的一个结核患者，对这种疾病的治疗和克利夫顿温泉提出了截然不同的看法：

我会尝试所有经验、判断和专家教授提出的资料。但是一旦确信我感染上了结核，我会像虫子一样从庸医和药剂师那里逃走。我没有足够的财富带一船朋友去里斯本旅行，所以我只能尽可能满足自己的心愿，适度地享受各种美食，在家人身边过完短暂的余生。比起孤独地在砾石坑里咳出心脏，或是被去克利夫顿的旅行弄得筋疲力尽，然后由可怖的送葬人塞进马车，任何形式的死亡都要好得多；药剂师开出硝粉、鲸蜡草、丝绸帽带和长长的账单；木匠的学徒们打量着一具在街上行走的骷髅，惊异于这位绅士还能活这么久。

西登斯一家是在 1798 年夏天来到克利夫顿的，根据莎莉的说法，是因为玛丽亚"非常想来这里"。此后不久，西登斯夫人和莎莉一起去往中部地区旅行，把玛丽亚交给了住在时尚的道尔里广场的彭宁顿夫人（Pennington）照管。玛丽亚似乎充分利用了克利夫顿和布里斯托尔温泉所能提供的一切，她立即开始"喝矿泉水，骑双人自行车"。在旅途中，西登斯夫人多次询问玛丽亚的健康，诉说自己的看法。7 月 26 日，她写信给彭宁顿夫人："我知道她参加了一个舞会，我希望这对她没有害处。天气不好，她不能骑马；告诉我她的脉搏、出汗、咳嗽，一切情况！"显而易见，西登斯夫人非常担忧，玛丽亚的社交活动会给病情带来额外的负担，她也担心女儿可能无法完成预定的骑马锻炼。尽管感到不安，西登斯夫人仍然希望克利夫顿和布里斯托尔的温泉对玛丽亚的体质有益。对玛丽亚病情的描述表明，这位年轻女子的病情即使没有好转，至少也享受了克利夫顿的娱乐活动。于是莎莉在 7 月 17 日给伯德小姐的信中写道："玛丽亚说她的情况挺好，她参加了两个舞会，只是不能跳舞。"当时人们认为跳舞的兴奋可能会加剧结核病情，可能是因为这个原因，虚弱的玛丽亚不能跳舞。

到 1798 年 7 月底，西登斯夫人似乎已经接受了女儿病情严重的事实，她的恐惧也随玛丽亚健康状况日益恶化而增加。她写信向彭宁顿夫人致谢，感谢她对女儿的照料，她写道："我亲爱的天使……她说如果你不在她身边的话，她不会如此开心……天气是多么糟糕，但是我希望你能安排好，让她可以骑马了！"西登斯夫人的信还反映了当时人们普遍持有的观点，即结核带来的变化能增强患者的魅力，她写道："她的面容越来越可爱，令人着迷。"

到 8 月，西登斯夫人在给彭宁顿夫人的信中，透露她接受了玛丽亚的命运。"痛苦和悲伤在我心中驱之不去。我亲爱的、善良的朋友，请相信我，我绝对信任你对我的真诚和对玛丽亚的悉心照料。我并不会自欺欺人地认为她还能长伴我左右。上帝的意志如此，无法改变；但是我希望，希望她不会遭受太多痛苦！"她还谈到了莎莉的体质状况，表达了她对大女儿未来的担忧。尽管劳伦斯重新燃起了对莎莉的爱情，西登斯夫人显然担心脆弱的健康状况会影响莎莉的婚姻前景。

> 我可笑地以为，我的另一个天使，可以摆脱这种残酷的折磨！事实上，它到来的速度越来越快，力度越来越大。这对她的婚姻来说，是多么悲惨的前景啊！因为我现在确信，这种病痛的根源在于她的体质，并将终生追随她！丈夫的柔情蜜意，能取代母亲一直的关心和安慰吗？难道他不会厌倦妻子反复的病痛，并认为照顾妻子会给他的家庭、他的快乐、他的事业带来极大的不便吗？约翰逊（Johnson）医生说，不会很快厌倦久病妻子的男人，一定是一位道德典范……说实话，有一位生病的妻子，一定是人生的大不幸。

玛丽亚像母亲一样，不仅担心自己的病情，也越来越担心莎莉的未来。玛丽亚被焦虑和抑郁所困扰，随着身体越来越虚弱，她对莎莉和劳伦斯恋情的担忧也随之加深。不管是出于对莎莉幸福的关心，还是出于她自己的嫉妒，她开始认为，两人的结合应该被阻止，彭宁顿夫人的恳求和劝慰都不能减轻她的担忧。彭宁顿夫人很快将玛丽亚日益恶化的精神和身体状况转达给她的母亲，西登斯夫人的反应是，把莎莉送到克利夫顿。莎莉到达后，将玛丽亚的情况告诉给伯德小姐：

> 我发现我可怜的玛丽亚的情况要比我离开她时糟糕得多；她见到我很高兴，我的出现使她恢复了生机。感谢上帝，她很乐意我与她做伴，我们决定马上出发去温泉。然而，我亲爱的朋友，这只是暂时的安慰，因为显而易见，我们的希望非常渺茫，唉！我担心，将来一切都会失去。照顾她的先生们向我们保证，她不会马上有危险，并告诉我们有些人曾

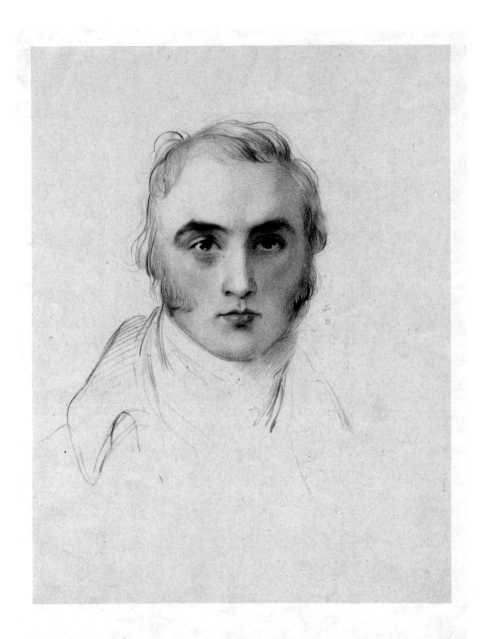

图 6-3   《托马斯·劳伦斯肖像》。据自画像绘制的版画（1812 年）。1830 年迪金森发行。© 大英博物馆理事会。

经状况更糟，但已经康复；但是我确信他们认为玛丽亚没有康复的希望，我已经做好了最坏的打算。

使情况更加复杂的是，劳伦斯回到了她们身边。他担心莎莉可能会拒绝自己的追求，来到克利夫顿为自己辩解。在一封给彭宁顿夫人的信中，西登斯夫人提醒，劳伦斯可能会因为自己对两个女孩造成了伤害而感到内疚，并特别担心劳伦斯的出现和行为可能会使玛丽亚感到苦恼。她写道："这会对我可怜的玛丽亚造成什么影响啊！噢，上帝！我希望，他一想到自己会加速她的死亡，心灵就会受到折磨。我亲爱的朋友，可我不这样认为，如果他明白自己行为的后果，就不会做这种事，而可以被说服，好好地待着。皮尔逊医生从一开始就预想到，她身上已经发生或可能发生的一切。但如果他一意孤行，可怜的玛丽亚的痛苦，一定是无法忍受的。"

劳伦斯去克利夫顿，是为了确保自己和莎莉的恋情能继续下去。劳伦斯在一封致彭宁顿夫人的信中为自己辩解，承认他可能对玛丽亚染上结核造成了不利影响。"我是劳伦斯，我相信，您明白我处于最痛苦的境地！一个男人被指责给一个可爱的天使带来痛苦（我不认为这种指控会很持久）。最痛苦的是，这个男人正在忍受来自她姐姐的责备！"然而，他认为自己的行为无可厚非，并将玛丽亚的健康状况归咎于她自己的体质。

我明白，玛丽亚小姐的状况非常危险。如果我确实让情况变得更糟，提及我将是非常危险的。如果事实并非如此，她对我的抱怨只不过是疾病中的臆想，也许只是希望把她的病归咎于现实的体质因素之外的其他原因。这仍然会给她姐姐带来额外的痛苦，并且会给我带来巨大的、不公正的伤害，尽管她不是刻意为之。

彭宁顿夫人同意会见劳伦斯，但拒绝让他接触两姐妹中的任何一个，尽管他威胁说要自杀，并说一旦莎莉拒绝他，他就会逃离英国去瑞士。于是，彭宁顿夫人的态度明显变得不那么强硬了，答应告知劳伦斯玛丽亚的病情。

在为劳伦斯的鲁莽行为和玛丽亚日益恶化的病情焦头烂额时，大女儿莎莉的脆弱体质又令西登斯一家雪上加霜。1798 年 9 月，莎莉又一次染上了呼吸系统疾病。

令我更加担心和焦虑的是，在过去的一周里，莎莉一直待在自己的房间里，而大部分时间里，这位甜美的女孩都在服用危险的药物。也许只有这些药才能使她摆脱可怕体质的影响，没有别的补救办法。

劳伦斯听说莎莉病得非常严重，需要服用大量的鸦片酊，以至长时间昏迷不醒。他写信给彭宁顿夫人，向她保证他对莎莉的真情。

我从未爱她如此之深，从未像上次见她生病时那样有如此热烈的真情（她必须记住那一刻）。当时我不顾她亲爱的母亲和玛丽亚的请求，偷偷溜进她的房间，发现她昏迷不醒，感觉不到朋友和爱人的脚步；那可恶的毒药迷惑了她的意识，她那双甜蜜的眼睛无法感受我那一瞬间的真情目光，这是无论多么冷漠的人都无法做到的。不，我亲爱的彭宁顿夫人，如果她生病的日子是健康时的三倍，她仍然是我的爱人，她对我来说比以往任何时候都更珍贵，我甚至爱上了她的多疑和脆弱，我对爱情充满信心；作为他心爱的男人，我在此承诺给予她尊重和信任。

尽管彭宁顿夫人能够让劳伦斯对莎莉放心，玛丽亚的境况却越来越令人绝望。

到了九月，玛丽亚的病被证明是致命的——这显然只是时间问题。西登斯夫人终于摆脱了剧院的束缚，于 9 月 24 日抵达克利夫顿，并用轿子把女儿送到道尔里广场自己的住处。根据克莱门特·帕森斯（Clement Parsons）夫人的说法，西登斯夫人的名气加上她女儿病情的不断加剧，为报纸的八卦专栏提供了完美的素材。这个消息一传开，记者们就纷纷报道。劳伦斯谴责这些新闻秃鹫，他们总在奄奄一息的玛丽亚的房子边转来转去。他写信给彭宁顿夫人说："那些无情、愚蠢的报社记者，一直不遗余力地折磨着我们。愿上帝给他们惩罚，让他们有点人性！"

只要这些记者知晓玛丽亚病房里的事，他们的窥探欲就会得到满足。玛丽亚在最后时刻饱受疾病的折磨，她仍然决心终结莎莉和劳伦斯之间的恋情。彭宁顿夫人的信件证实了劳伦斯最担心的事情："在她垂死的时候——她最后一次用虚弱的声调郑重地反对莎莉和劳伦斯的恋情——几个小时后又在西登斯夫人面前重复了一遍。"这些临终声明只与莎莉的未来有关，或者更准确地说，与阻止莎莉和劳伦斯先生结婚有关。根据彭宁顿夫人的说法，玛丽亚恳求道："答应我，我的莎莉，永远不要成为 L 先生的妻子——我不能忍受你这样做。"莎莉尽力避免做出这样的承诺，并试图转移妹妹对此的注意力，说："亲爱的玛丽亚，现在不要想任何让你情绪激动的事情。"玛丽亚拒绝这个话题让她心烦意乱，她说："有必要继续这个话题。"莎莉说："哦！这是不可能的。"她的意思是指自己"无法回答这个问题"。玛丽亚认为莎莉是说婚姻是不可能的，并回应道："我满足了，我亲爱的姐姐，我如愿以偿了。"玛丽亚把她的姐姐置于进退两难的境地，声称她只是出于对莎莉幸福的担忧。然而莎莉由此陷入了困境，随后两姐妹与西登斯夫人的交流使情况变得更糟。

根据彭宁顿夫人的说法，当西登斯夫人回到玛丽亚身边时，"玛丽亚希望大家跟着她天使般的母亲读祷文。于是西登斯夫人开始祈祷，她看起来像一个被祝福的神使，以最纯洁、最精准、最热情的方式侍奉着玛丽亚"。然而，玛丽亚的心思并没有停留在母亲的祈祷上，她再次转向劳伦斯这个话题。她恳求母亲查证劳伦斯是否恪守承诺，并且销毁了她的信。

> "那个人告诉你，妈妈，他毁了我的信。但我对他的诺言毫不信任，希望你提出要求"……然后她说，"莎莉答应过她永远不会考虑和 L 先生结婚的事"，并要求她哭泣的姐姐证实这一点——莎莉受到触动，回复说："我没有承诺，我可怜的天使。但如果你想要，我会这样做的。"——"谢谢你，莎莉；我亲爱的母亲，彭宁顿夫人，请做见证人。莎莉，把手给我，你保证永远不做他的妻子。妈妈，彭宁顿夫人，把手放在她的手上"（我们这样做了）。——"你们明白？做见证人。"我们鞠躬，一言不发。——"莎莉，神圣，这个承诺是神圣的"——玛丽亚伸出手，用食指指着姐姐，"记住我，上帝保佑你！"

事情就是这样结束的。由于莎莉不能无愧于心地拒绝她妹妹的临终请求，她要求彭宁顿夫人向劳伦斯表明，她打算遵守诺言。"在这之后，我的朋友，你能对莎莉·西登斯说些什么？她恳求我告诉你这些细节——说这给她的印象是神圣的，是不可磨灭的——它取消了所有以前的联系和约定——她恳求你同意，不要再发出杂音来低声抱怨这个可怕的时节。"玛丽亚最终于 1798 年 10 月 7 日因结核而死，并于 10 月 10 日被安葬在克利夫顿旧教区的圣安德鲁斯教堂。

美丽的结局？

彭宁顿夫人向朋友、家人和劳伦斯讲述了玛丽亚的疾病和死亡。她的描述大体上符合结核的感伤故事传统。甚至在临终前一个月，玛丽亚还在用充满感情的言辞描述自己病情的恶化："这盏灯每天只能发出相当微弱的光，但这光总是非常柔和可爱！"当时的人往往用非写实的描述来掩饰结核的可怕症状。但彭宁顿夫人对玛丽亚最后几个小时状况的讲述，与当时对结核的主流描写不太相符。她写道，"玛丽亚的痛苦几乎是无止境的"，这显然背离了温柔之死的观念。然而，在同一句话中，她也提到"她的智慧似乎明显提高，思路极为清晰"。因此，彭宁顿夫人尽管偶尔讲到结核致死的可怕现实，但总体上沿用了感伤故事的剧本。在玛丽亚死后第二天，彭宁顿夫人在一封信中描述了小说般的临终场景，这一场景也非常符合对结核的传统印象。"如果有哪个生命是由上帝的力量和精神直接操纵的，"她写道，"那就是生命最后48小时的玛丽亚·西登斯。"

玛丽亚的疾病和死亡也完全被美化了，尽管真实情况大不相同。直到最后都毋庸置疑的是，玛丽亚始终美丽，人人都认为她非常讨人喜欢。然而，在她生命的最后几天，即使彭宁顿夫人也不能否认结核对这个年轻女孩造成的伤害，她写道："一点漂亮的痕迹也没有留下——只剩下可怕的表情和惨白的脸色！！"尽管有这种悲伤的语句，但彭宁顿夫人对玛丽亚生命最后时刻的描述，重点并不是表现疾病造成的劫难。相反，她称这种疾病的力量提升了玛丽亚的美丽，她甚至比过去任何时候更美。她对劳伦斯说："然而，这个可爱的、面色苍白的天使，在她生命的最后几个小时里恢复了优雅和美丽。真正令人惊异的是，她甚至比精力最充沛时还要美。"事实上她甚至说，在她去世前几个小时，玛丽亚拥有一张"画家和雕塑家用所有艺术技法都永远无法企及的"面容。

彭宁顿夫人美化了玛丽亚因结核而死的真相，称结核增强了她身体上和精神上的魅力。把结核美化成可以增加患者的魅力，在感伤神话中很常见，彭宁顿夫人在给劳伦斯的信中也反复挖掘了这一点。她写道，玛丽亚"在最后时刻就是美丽和优雅的化身！——多么宁静！多么神圣的镇静啊！她无限温柔地离开了我们所有人"。尽管她表面上非常平静，但有一次再次提到劳伦斯的话题。玛丽亚把自己的死亡归咎于劳伦斯，宣布："哦！我亲爱的母亲，只有停止与那个人的一切联系，才可能获得宁静。我是因他而死的。"彭宁顿夫人似乎同意这种说法，认为劳伦斯对女孩的死亡负有一定的责任，并恳求劳伦斯控制自己的"激情"，"不要让玛丽亚·西登斯白白死去"。爱情失意，往往是造成结核的常见原因，当然也是与这种疾病有关的文学作品的重要内容。

彭宁顿夫人还将玛丽亚的死与因结核而死的其他著名女子相提并论。她写道："我们读过克拉丽莎和爱洛伊斯（Eloisa）的临终场景，它们是由天才之手描绘的，用上了一切巧妙的想象……相信我，这些场景，与玛丽亚·西登斯的最后几小时相比，只能算模糊的草图。玛丽亚的天性，是艺术永远无法触及的高度。"克拉丽莎是塞缪尔·理查德森（Samuel Richardson）于1748年出版的同名小说的主人公，爱洛伊斯是让-雅克·卢梭（Jean-Jacques Rousseau）的小说《新爱洛伊斯》中的主人公。选择克拉丽莎与玛丽亚比较特别贴切，因为她因结核而死的故事，包含了与这种疾病相关的各种传统。小说用复杂的情节描述了克拉丽莎之死，充分反映了那个时代结核的种种女性化特征。虽然小说中并未明说克拉丽莎患上了结核，但其种种症状，及其因悲伤而引发，都暗示了这种病就是结核。小说中还用了"凋零"（decline）

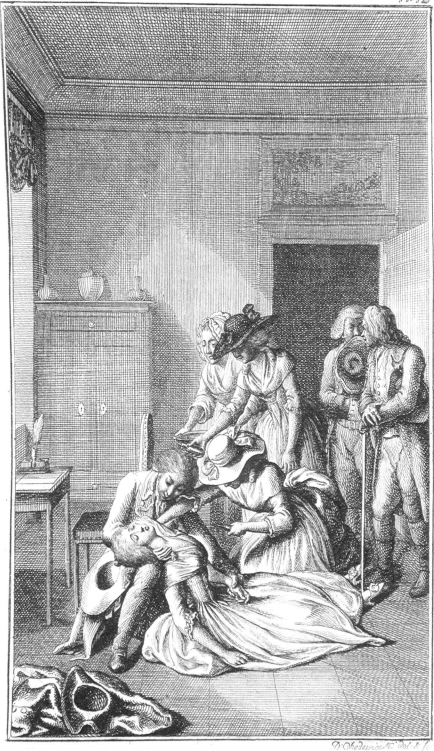

图 6-4　理查德森著《克拉丽莎》(*Clarissa*) 插画，第 12 幅。丹尼尔·尼古拉·乔杜维奇（1785 年绘于德国）。洛杉矶艺术博物馆图画图书馆。

一词，这是对结核的常用隐喻。因而，玛格丽特·安·杜迪（Margaret Ann Doody）认定，结核是克拉丽莎的死因。克拉克·劳勒认为，克拉丽莎的结核而死，在英国成为一个典型，一个"从世俗爱情升华到宗教情感的新柏拉图式爱恋，结合了善终和女子因爱而死的典型"。他说，克拉丽莎之死，将因结核而死扩展到了临终传统之外，囊括了新教的"善终"，以及爱、忧郁和激情等情感因素。对劳勒来说，克拉丽莎为女性因结核而死亡的感情故事提供了范本，他断言："通过美化结核而死的过程，理查德森展示了一种理解结核和性别之间关系的新方式。"克拉丽莎的临终之床被设计成"天堂入口"，小说中做了详细的描述。见证她离世的人说："我们忍不住看了一眼这位可爱天使的遗体，欣赏她高贵的外表和迷人的宁静。女人们称，她们从未见过如此美丽的死亡；她看起来好像在酣睡，脸颊和嘴唇还未完全失去血色。"

对玛丽亚·西登斯之死的描述，采用了一种感伤故事的模式，这种模式常见于文学和绘画作品中的组图和临终场景，可以追溯到理查德森的小说。玛丽亚的离世，触动了所有见证或听说过她生命最后时刻的人。她的爱情经历符合典型的感伤桥段，而家人和朋友们似乎也有意将玛丽亚的经历描述成凄美的故事，这样做是为了使这个年轻姑娘的悲惨结局富于意义。彭宁顿夫人对玛丽亚疾病的解读，又对玛丽亚死后的其他描述产生了主要影响。

尽管西登斯夫人目睹了女儿的死亡，但她对玛丽亚患病经历的印象，主要来自彭宁顿夫人和莎莉的解读。西登斯夫人也像彭宁顿夫人一样，在死去的女儿身上"裹了一层感伤的毯子"，她在玛丽亚死后第 12 天给巴林顿夫人的信中写道：

> 我对这一悲伤的事件早有准备，谦卑地服从命运的安排，他带走了

我亲爱的天使。我必须温柔地哀悼，领悟这悲痛的场景……哦，希望你在这里，我就可以向你诉说玛丽亚的临终场景。我心存敬畏，虔诚地接受上帝的意志，摆脱各种想象，如卢梭的格洛丽亚（爱洛伊斯）和理查德森的克拉丽莎。

彭宁顿夫人和西登斯夫人的朋友皮奥齐夫人，也解读了玛丽亚之死，不仅充分运用了对结核而死女子的各种华丽描述，而且有意识地认可了这一点。皮奥齐夫人甚至写信给彭宁顿夫人，说即使是纳尔逊（Nelson）将军的离世，也"远不如你关注的那位天使那样令人惋惜"。

我收到的每封信……都洋溢着对她的赞美，并对她的离世表达了真诚的哀伤。美德经受烈火的炙烤，知识离开了她照亮的世界，勇气脱离了她怀抱中的岛国，玛丽亚·西登斯的离世如此令人悲伤。对每个人来说，她都是那么甜美、温柔、宁静。她的生命如此短暂，消逝在充满魅力的青春年华。

就在这封对玛丽亚之死充满感伤的信写完后第 10 天，皮奥齐夫人在另一封信中承认，在玛丽亚·西登斯死后对她的描述可能并不完全准确，而是包含了对这位"年轻美女"风姿和美德的想象。年轻美丽，再次成为对玛丽亚因结核而死的解读，皮奥齐夫人写道：

你有没有在报纸上看到一个迷人女孩离世，她长期剧烈的痛苦引起了朋友们的关注，并使她可爱的母亲心碎了一半！这个女孩就是玛丽亚·西登斯！对此我确实认为，惋惜之情比美德、价值和科学加在一起更深刻。而她是如此年轻美丽；对于这种女子，我们的想象力总能赋予她温柔的性情和文静的心灵，以及女性的种种魅力。

玛丽亚临终时的表现，也令人对她最后时刻的感伤场景提出了质疑。有人认为，她胁迫莎莉放弃与劳伦斯的恋情，是嫉妒、小气、报复心强的表现，尽管她声称自己有保护姐姐的动机。玛丽亚的姑姑特威斯（Twiss）夫人，承认玛丽亚的这种行为并不高尚，并认为这是一种感情胁迫；而莎莉认为，玛利亚的动机"既有对劳伦斯的怨恨，也包含对姐姐的关心和柔情"。尽管人们对玛丽亚临终行为的看法不一，描述者也承认有意加入了感伤元素，但绝大多数对她离世场景的描写，能与当时文学作品中对因结核而死的幻想描绘相匹配。玛丽亚·西登斯安息了，墓志铭和对她离世的描述一样充满感伤。墓志铭中最引人注目的，是爱德华·扬（Edward Young）的长诗《夜思录》（*Night Thoughts*，1742 年）中的一段诗句："明亮的清晨，纯洁如晨露，她闪耀着光，飞向了天堂。"

西登斯夫人的悲痛并没有因玛丽亚的去世而结束，因为莎莉也在 1803 年 3 月死于慢性呼吸系统疾病。莎莉和玛丽亚的离世，使西登斯夫人对她仅剩的女儿塞西莉亚（Cecilia）感到担忧，她在给一个朋友的信中写道："唉！我也担心她（塞西莉亚）体质中的致命特质，这已经让我们焦虑了很长时间——她现在状况很好，但我亲爱的玛丽亚在同样的年龄，也曾经同样好过。"在 1803 年夏天的另一封信中，西登斯夫人再次哀叹女儿的死亡，并对她仅存的女儿表达了越来越多的担忧：

两个可爱的天使消失了；另一个刚从学校回来，她脸上闪耀着令人惊惧的美丽光芒。我看着她，不寒而栗。我觉得自己，像可怜的尼俄伯一样，把最小的女儿抱在怀里；像她一样，一直担忧复仇的毁灭之箭。

幸运的是，尽管塞西莉亚很美，但事实证明，西登斯夫人的担忧是多余的。她仅剩的女儿活得比她长久。

结核在生物学上的可怕症状，和当时社会文化中的积极描述相距甚远。两者之间的鸿沟在对玛丽亚·西登斯之死的评价和描述中显而易见。因结核而死的现实和感伤描写之间的差异，不仅表现在玛丽亚染病死亡的经历，在她家人的反应中也非常明显。感伤之美与结核融合在一起，美化了病痛经历和临终场景。爱情、失望、体质和美丽，在与结核有关的言论和作品中联系日益紧密。

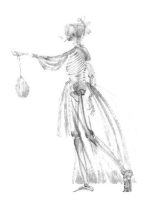

第七章
为美而死：病成时尚

18 世纪末 19 世纪初，人们认识到结核与美学的联系，并相信这种疾病的确能带来或增强美感。结核成为专业知识和流行观念的战场——这场冲突在当时的妆容和时装中表现突出。19 世纪对体面仪表和男女理想形象的观念，对情况发展产生了重要影响。文学艺术作品中，上层和中产阶级女性的典型形象，往往将这种病描述为美丽之源，患者的魅力随生命流逝而增强。患者并未因病情恶化而面目全非，而是因日渐消瘦而越发迷人。而在其他一些时候，特别是在谈到中下层阶级的形象时，结核被描述为一种使人容颜枯槁的疾病，是艰苦劳动的显著标志。例如，托马斯·贝多斯评论道："然而，这种疾病的表现各不相同，在贫困家庭尤为明显，那里的孩子以稀粥和土豆为食。贫困家庭的患者面容苍白、浮肿，医学作家称为消瘦病（cachectic）。上唇肿胀突出，双眼黯淡无光。贫病交加必然会引起坏脾气，有时还会导致愚蠢行为。"

19 世纪上半叶，人们仍然相信敏感体质是致病的原因；然而在人们的观念中，结核的外表和敏感性病因往往与男性无关，患者几乎都是可敬的女性。女性过强的敏感性体质，造成精神紧张、身体脆弱，由此转化为一套礼仪和情感的准则。19 世纪多病的女性为了符合这些特征，始终在病理学的边缘游走。在此期间，结核成为最主要的"时尚之病"，也是与女性美丽和时尚最密切相关的疾病。克拉克·劳勒声称："到 18 世纪末，结核成为女性美丽迷人的标志。"同样，罗伊·波特（Roy Porter）也承认："年轻女子寻求关注，努力让自己看起来像结核病患者，好像纤柔脆弱能让她们更有吸引力……"通过把高度的敏感性和年轻人对美的崇尚联系在一起，结核的形象——实际上包括结核本身——正变成一种正面的时尚。

疾病和美学的这种奇特融合，不仅是文学的产物，也在医学界和关心社会教育的人的作品中得以强化。这些对结核症状的描述非常积极，忽视了该疾病的特征有消瘦、持续腹泻、咳嗽、咳痰和咯血这一令人痛苦的现实。1833 年，《伦敦医学与外科杂志》（*The London Medical and Surgical Journal*）中的一篇文章延续了这种思想：

> 有些疾病在沉默中传播，人们对它们讳莫如深，因为它们的症状使人厌恶；在外人看来，这些病是恶行的结果，这会给患者在病痛之外添上耻辱。躯体的变形，或者智力的下降，不是引起同情，而是激起我们的恐惧；但是结核，既不降低魅力，也不损害智力，往往还能提高道德品格，让病人更讨人喜欢。

越来越多的女性因脆弱之美（几乎超凡脱俗）而得到称赞，这种美的特点是苍白、苗条、澄澈。

时尚从富态转向消瘦

结核不是影响流行观念和时尚潮流的唯一疾病。像结核一样，水肿也曾成为临床医学、解剖学和病理学关注的焦点，也形成了一套文化主题。浮肿和结核，体现出对患者身体的截然不同的看法。水肿是一种肾脏疾病（后来被称为布莱特氏病），像结核一样传播很广，可能致命，并会使病人的身体发生明显的变化。结核的标志性特征是身体逐渐因虚弱而消瘦；而水肿患者的典型表现是严重肿胀。症状的极端和相反性质，使这两种疾病常在漫画中被互相对比。漫画尽管明显有些夸张，但正如彼得·麦克内尔（Peter McNeil）所说，漫画超越了社会评论，也代表了"当时的人们对理想美的理解"。他引用汉娜·格里格（Hannah Greig）的话，进一步指出漫画不仅与时尚联系紧密，而且"还建立在上流社会的大都市观念之上，这种观念能让精英们识别出彼此"。而德罗尔·沃曼（Dror Wahrman）认为，漫画"挖掘公认的社会行为"，描绘的"不是……可接受行为的对立，而是过度的行为"。因此，漫画，像文学作品、医学论文和时尚期刊一样，也是一种媒体，可用于讨论和表达关于结核和时尚的流行观念。水肿也被认为是疾病创造时尚的先例之一。1793 年《泰晤士报》称，当时的"鸡胸"时尚，是对这种疾病的效仿。

当前的着装风格非常"宽大"，并且用"鲸骨"支撑。这也表达了一种崇尚富贵的愿望，即使不像坎特伯雷拱门法院那样威严——也表现了法国式的特色——表达了希望自己形象突出的心愿，而丝毫不考虑理性法则。这种想法最初由几个患上水肿的女士提出。

然而，水肿对时尚的影响是短暂的，结核日渐成为与时尚和美丽联系最

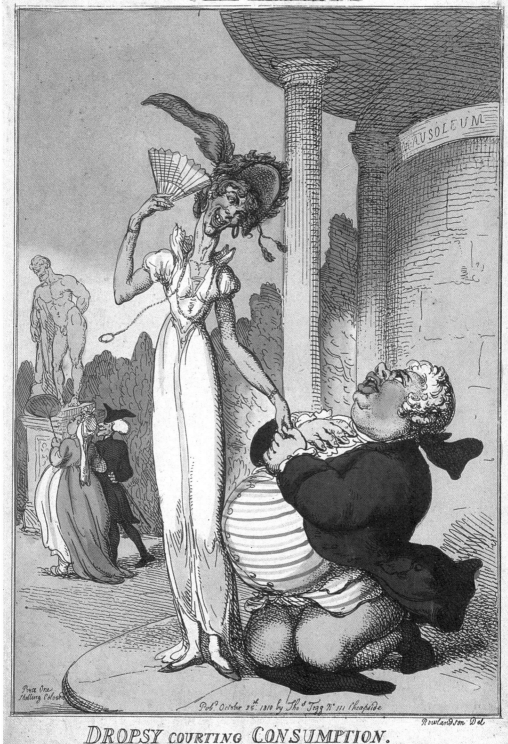

紧密的疾病。在对美的描述中，结核迅速流行，得益于人们对浮肿和肥胖变得反感（见彩图 18、19）。

18 世纪下半叶，越来越多的人开始追求苗条，罗伊·波特说："新潮流崇尚轻盈、柔软、苗条，认为这样的身材象征着敏感和细腻。"到 18 世纪下半叶，人们在选择服装时显然开始追求轻盈，越来越多的人认为，纤细身材尤其适合女性，这与新兴的感性文化有关，这种文化重新定义了优雅。结果，到 19 世纪，结核、美丽和智慧在人们的观念中紧密地融为一体。当时的人普遍认为，身体形态与智力有关，肥胖因为削弱了精神能量而使魅力降低。"肥胖和愚蠢"被认为是"不可分割的伙伴"，并被用作同义词。这些观点并不局限于医学文本，也在流行作品中有所描述。例如，1824 年在《新月刊与文学杂志》(The New Monthly Magazine and Literary Journal) 上发表的一篇文章对胖人的神经、智力和敏感性提出了新的看法，认为："胖人的麻木和愚蠢与这种疾病（肥胖）密切相关；因为脂肪覆盖并深埋住了神经。"另一些作品提出，在解剖学层面上，脂肪本身是"完全不敏感的"；那么肥胖"急需挽救……因为它既是美丽身材的敌人，也是健康的大敌"。生理学家亚历山大·沃克进一步阐述了这种观念："胖女人……不仅皮肤的敏感性和应激性较低，她们的感官也是如此……相反，较瘦的人较敏感，苗条的女子眼睛更明亮。"这些作品将苗条身材与女性敏感的特质联系起来，使女性气质和苗条身材密不可分。所有这些观念结合了把结核视为善终方式的传统，创造了幻景：结核不仅不会损害女性的形体美，反而能赋予她们苗条而精致的形象。

时尚之病

18 世纪，乔治·切尼、托马斯·贝多斯和詹姆斯·马基特里克·亚岱尔（James Makittrick Adair）等医生对一些疾病与时尚精英的情感品质之间的联系开展了广泛的研究。像忧郁症、痛风和结核这样的疾病开始与上流社会的成员联系在一起，正如亚岱尔所说，"高贵富裕"的人"在选择疾病时"会受到时尚兴致的影响。 1809 年，威廉·坦普尔（William Temple）爵士哀叹这种做法，将疾病及其治疗的流行比作"在一个季节常有见闻，而在另一个季节迅速消失"。由于疾病可以流行，它们也成为被效仿的目标。亚岱尔批评说："缺少地位和财富的人"试图通过"时尚地毁灭自己"，来突破社会阶层的界限。结核这种时尚之病，以半透明的白色皮肤为特征。1790 年《女士杂志》（*The Lady's Magazine*）中的一篇文章虽然承认这种疾病会带来"极度的心悸和苍白"，却向读者强调，美是这种疾病的主要表现。根据作者的说法："在结核的最后阶段，女子就像青春的玫瑰和健康的百合，因她的肤色而受到赞美——直到她下葬那天。"结核的吸引力在于，它的症状处于当时人们对魅力设定的"参数"范围内。玫瑰色的脸颊和嘴唇，加上苍白的皮肤，是美的定义中经久不衰的品质。它们也是结核的产物。精致的潮红点亮了苍白的脸色，是结核的标志性症状。

越来越多的人将女性描绘成脆弱的生灵，脆弱后来明确地与美丽联系在一起，这进一步增强了结核的吸引力。 18 世纪上半叶，像乔治·切尼等医生为"精致意味着美"这一论断打下了基础，而美丽由此依赖于精致的形象。这些联系在 1757 年进一步得到强化，埃德蒙·伯克（Edmund Burke）认为美是一种积极的社会品质，他把美定义为可以激发情感的属性。美女的特点是柔弱；她们宁静、沉稳、阳光、温柔、快乐。伯克的论断为医生和社会评论家的观点做了补充。1774 年，《女士杂志》参与了这场争论，写道："许多疾病发生在中上阶层，特别是我们国家的女子，非常容易因病而柔弱……她们得到的回报是苍白的脸色、易怒的神经、虚弱的外表、生病的体质，这在女性中非常普遍。"作者接着说，"柔弱是构成女性美的要素，力量和强健与其理念相反，甚至脆弱也能与美相一致。女人的美丽在很大程度上源于她们的柔弱。"乔治·济慈的《自然素描》（*Sketches from Nature*，1790 年）承认伯克的论断占据主流，"强健和力量并不能使我们变美……柔弱和近乎脆弱的东西都是美丽的"，然后，他立即引用了下面一首诗，明确地将"柔弱剔透的美"与结核联系起来："娇躯晶莹剔透；淡蓝的眼，红润的脸，在篝火边闪光。"

对伯克来说，女性美"几乎总是带有弱点和不完美"。他认为，女性有意识地建立这种联系，因为她们学会了"口齿不清、步履蹒跚、假装虚弱，甚至生病……（因为）受困的美是最动人的美"。伯克参与的关于精致和柔弱的讨论范围很广，很多医生乐此不疲。例如，约翰·李基（John Leake）把结核描述为一种"满是讨好的疾病"，一种"针对最美丽的年轻女子的疾病；因为这些女子天生柔弱的体质，特别容易受到邪恶力量的伤害"。

尽管如此，当时的人还是将疾病成为时尚归因于伯克。1811 年，《美物集锦》（*La Belle Assemblée*）上刊登了一篇长篇大论，反对疾病有吸引力的观点，并问道："什么时候这种令人苦恼的敏感性……在女性中变得如此普遍？"

　　　我们可以把这种违背天性的观念，归咎于伯克先生著名的《崇高与美丽》（*Sublime and Beautiful*）一文吗？这位才华横溢的巨星的崛起使女人的意识瘫痪（原文如此）了吗？当他告诉读者，要遵循自然来改善美，使这些读者学会口齿不清、走路蹒跚、变得可爱而虚弱时，她们难道能抵挡他言论的诱惑吗？

作者把效仿疾病与疾病本身联系起来，称之为"它的传染性影响"，并指出它"继续在那些未接触可怕病源的人中间广泛传播……对伯克观点的误解，鼓励降低体质，可能在很大程度上促成了一些人放弃了真正的健康美，转而追求毁灭性的病态美"。伯克言论中明显的性别差异，在19世纪被扩展为——把美丽和脆弱当成女性的标准品质，在上中层阶级中影响尤为深远。

1813年，讽刺作品《我们生活的时代》（*The Age We Live In*）的作者，阐述了健康与美丽日益对立的关系，他写道："我几乎不知道哪个最糟糕，是伤害健康还是损害美貌，因为我确信如果没有后者，前者在这个世界上没有多大作用。事实上我想象不出，比知道自己是房间里最丑的人更令人沮丧的情况了。"美丽的重要性胜过身体健康，成为关于时尚生活的主流论断。到19世纪，这些女性美的理想品质，也是结核的重要诱因。因此，女性柔弱的体质，为结核与美相联系的隐喻提供了极好的基础。这不仅是一种文学创作；医学作家也帮助阐明和构建了这种联系。

到19世纪初，健康和运动被认为是庸俗的，而慵懒、无精打采、肤色苍白的女子则风靡一时。从讽刺戏剧《时尚圈故事》（*Scenes of the Ton*，1829年）第一幕"谈女儿"中，可以看出这种美继续被接受的证据，其中一位母亲数落另一位母亲女儿的缺点："但我认为贝拉（Bella）小姐的脸色有点过于乐观健康，我是指鲜活红润。对刚进入社交圈的年轻女子来说，优雅的苍白倦怠脸色是非常必要的。令人愉快宁静的倦怠，是与粗俗明显的分界线。"幸运的是，贝拉的过于健康，可以通过"一个月的疗程"轻松治愈。

在伦敦，没有什么比冬天更能传递流行气息了，正如你所观察到的，这对伦敦土著而言是如此重要！没有什么比杂乱城镇中红脸的挤奶女工更令人生厌了。正如优雅的贝蒂·科克莱托（Betty Cockletop）女士，玫瑰的红色不再讨人喜欢，慵懒的百合美女才是人们普遍钦佩的对象。她美丽得像用雪花石膏雕成的一样！即使是那些体面的人里，也没有如此美丽的肤色。

伦敦愚蠢的时尚生活，是引发结核的重要原因。社会风尚剥夺了女人的休息时间，对体质提出了要求，后果可能是疾病甚至死亡。1825 年，威廉·帕克斯（William Parkes）夫人哀叹道："你知道，年轻女孩曾经健康、精力充沛，但当她们进入时尚界，打破小时候的习惯，把休息时间变成娱乐活动时间，就会变得虚弱、沮丧、无精打采。熬夜和不规律的睡眠时间对保持健康非常不利。"

由于健康已经不受欢迎，许多女人即使没有得病，也要表现出生病的样子。1832 年，《时尚世界》谈到了这一现象，详细描述了一位巴黎女士的滑稽行为：

有些人不生病无法生存；这可能看起来自相矛盾，但绝对正确。一位著名的法国医生应邀去看一位杰出的女士，她的疾病使整个巴黎医学界都困惑不解。她向这位医生承认，她吃得好、喝得好、睡得好；她看起来确实非常健康。医生说："那好吧，你只需听从我的指示，很快就会消除一切健康的迹象！我保证！"

结核当时传播极广，影响深远，以至于它甚至成为第一次议会改革法案辩论的一部分。《泰特爱丁堡杂志》(*Tait's Edinburgh Magazine*)提到了这一点，用打破"时尚人士"的观念为论据。"谁听说过一个'时尚女郎'脸颊上带着健康的色彩？这些女人的虚伪，往往是自寻死路。"随着健康状况不佳的现象变得越来越普遍，结核成为被效仿的疾病之一。疾病时尚是怎样转化为美丽和结核之间联系的，为何选择结核作为效仿对象？答案可能在于，美丽的标志与疾病带来的身体特征非常相似。美貌被认为是具有结核病遗传倾向的重要标志之一；此外，一旦染上结核，其症状也被认为能增加患者的魅力。

《美的艺术》(*The Art of Beauty*，1825 年)综述了健康和美丽之间微妙而复杂的关系，尤其是结核的作用。这是英国书籍首次对美这一主题进行全面的阐述，在中上层妇女中非常受欢迎。尽管这部作品明确指出美来自健康（不同意伯克的说法，即美是"脆弱、易受伤的"），但它却通过结核的一种最典型症状——潮热，打破了这种联系。

> 健康据说与美丽密不可分；于是，我们无法判断一位女士是否健康，除非她的脸很漂亮。不过，有些疾病，例如潮热，令肌肤的美感大幅增强（原文如此）……在这种情况下，即使知道这是致命疾病征兆的医生，也不能违心地认为患者的脸不漂亮——没有变得更漂亮。

对这种疾病的医学解释，进一步强化了结核之美的观念。柔弱的外表不仅被视为结核的产物，由于遗传说被接受，它也被用作识别谁最易染病的标志。

1799 年，《医学与生理杂志》(*Medical and Physical Journal*)断言，结核的真正根源在于"特殊的体质条件"，这种条件将"追随整个家族，尤其是以美丽为特征的女性"。

观察和经验使医学研究者得出结论，具有某些特征的人比缺乏这些特征的人更有可能染上结核。这些"可疑"的身体特征，与设立结核易感性测试的想法相吻合。由于诊断困难，以及缺乏明显可见的症状，患者通常直到疾病的最后阶段才意识到自己染上了结核。然而，随着时间的推移，患者的身体状况不断随结核加剧而变化。因此，许多人认为某些身体特征，包括美丽，是那些最容易感染结核的人的标志，而不仅仅是疾病的产物。因此，美丽经常被用作诊断指标，是遗传易感性的重要标志。例如，在1801年，《月刊》（*The Monthly Magazine*）中的《伦敦疾病记》（*Accounts of Diseases in London*），强调了结核面容和"女性讨人喜欢、充满魅力的容貌"之间的联系。它进而声称："美与结核相关联"和"这些想起来让人愉快的品质，并不总是人们想要拥有的！那些精致的魅力……触摸到了……疾病的界限"。易感性和染上疾病之间的区别似乎只是程度问题，对易感性的描述，逐渐与结核的众多推测原因趋同。

结核似乎强化了患者身上本来被视为魅力的品质。例如，认为白皙的皮肤、红润的脸颊和嘴唇代表美丽，是建议和指导手册中长期占主导地位的观念。这些品质也是结核性疾病的标志，它能导致脸颊苍白和潮红。医学上一致把这种疾病症状描述为：身体纤细、瘦削、柔弱，胸部收束，锁骨突出，肩胛骨看起来像翅膀。患者四肢纤细，腹部扁平，随疾病的发展而收缩。患者的肌肤被称为细腻柔嫩——以澄澈、光滑、柔软、近乎透明的苍白为特征——仿佛闪耀白光，略带玫瑰红晕（源自轻度潮热）。苍白半透明的皮肤下，蓝色静脉纵横交错，洁白的牙齿映衬精致的面孔。眼睛的瞳孔放大，边缘有浓密的深色睫毛，头顶着光滑飘逸的长发。19世纪对理想女性外表的形容，与对结核的描述有着惊人的相似之处。这些反复被描写的症状，使人得以窥见为什么疾病在毁坏身体的同时，会让患者变得美丽。

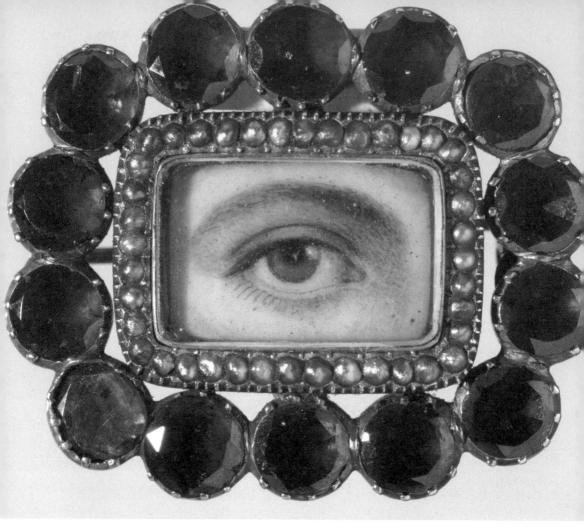

图 7-2 《心灵之窗》。眼睛袖珍画，英国，19 世纪初绘制，博物馆藏品编号：P.57-1977。© 伦敦维多利亚和阿尔伯特博物馆。

眼睛和肤色，是把结核和美联系在一起的两条主线。眼睛一直是展现美的关键部位；表情丰富的大眼睛尤其受到珍视，因为它们是情感的窗口。《对女性美的批评》（*Criticism on Female Beauty*）称："最美的眼睛，是那些把理智和甜蜜结合在一起的眼睛。眼睛的颜色只是一个非常次要的因素。黑色的眼睛被认为最明亮，蓝色的最柔美，灰色的最热情。是否美丽完全取决于眼中的精神。"大瞳孔、浓睫毛的眼睛既魅力四射，又是公认的结核症状。1824 年，

《家庭健康宝典》（*The Family Oracle of Health*）证实："大瞳孔虽然肯定是美丽的最高标志之一，但也无疑是虚弱的象征，也许是一种结核性体质；联系非常紧密，无论是什么使身体变得脆弱，都极有可能扩大瞳孔，使眼睛变得美丽而慵懒。"这篇医学论文的作者接着提供了一种方法，可以让一个不具备结核体质的人也拥有这种瞳孔。

我们不能安全地推荐任何扩大瞳孔的实用方法。然而，有一种称为颠茄提取剂的药物对扩大瞳孔效果最为明显。只用很少一点摩擦眼睑，能在短时间内使瞳孔放大到极好的程度，这种效果可以持续几个小时。

关于眼睛美和结核的关系，在其他著作中也得到支持，包括《美的艺术》。

在大多数国家，对各个年龄段的人而言，大瞳孔都被视为美丽的标志……然而，尽管大瞳孔被认为是美丽的标志，但它同时也是身体虚弱和体质脆弱的最显著标志之一。它在易患结核的人中极为常见。

眼眶对增加美感非常重要，睫毛也作用明显，而它们与结核联系紧密。一项详细描述遗传结核性体质标志的研究指出，最一致的指标是"眼睛的瞳孔异常大，且十分饱满，一些医生补充说，睫毛又长又有光泽的"人可以通过多种方式，拥有这种常属于结核患者的相貌。流行作品推介了无数种加深睫毛的方法，包括用接骨木果、树脂和胶泥制成的混合物，以及黑色乳香和灯黑的溶液擦拭睫毛。

然而，肤色更是美丽的核心要素，也是女性健康的重要指标。1807年，《论皮肤之美》（*On the Beauty of Skin*）讨论了这一联系：

光洁的皮肤对美丽的贡献是如此惊人，以至于许多被认为非常漂亮的女人除了美丽的皮肤之外，别无优势……皮肤白皙，略带肉色，摸起来柔软光滑，我们通常称之为细嫩肌肤……在我们的气候中，皮肤色泽可以被视为健康状况极为准确的晴雨表……因此，鲜艳的肤色、红润的嘴唇、明亮的眼睛是健康的标志。

然而，美与健康不可分割的说法再次败在结核面前。因为光滑白皙的肌肤、闪亮的眼睛、红润的嘴唇和脸颊也是这种疾病遗传易感性的标志。《现代

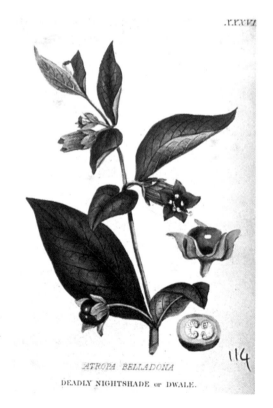

图 7-3 颠茄（学名：Atropa belladonna）。J. 约翰斯通（J. Johnstone）的木版画（布莱基父子出版社出版于格拉斯哥）的上色复制品。伦敦威尔康图书馆。版权依据知识共享署名许可协议（Creative Commons Attribution only licence CC BY 4.0）。

医学实践》(*The Modern Practice of Physics*，1805年)列出的结核指标如下："细腻、清洁、光滑的皮肤、粗大的血管、柔弱的面色、红润的嘴唇……洁白晶莹的牙齿。"肤色的品质和美感取决于其洁白程度。《女士梳妆》(*The Ladies Toilette*)坚称："白是美丽肌肤必须具备的品质之一。"正如约翰·阿姆斯特朗在1818年所说，洁白的肤色是结核的一个显著特征：

> 第一个表明结核发病的变化，是在皮肤中发现的。脸颊的颜色总是变得比以前更加苍白柔嫩……美丽的花朵会在脸颊的某个部位绽放一会儿，然后慢慢凋谢，留下显眼的苍白，几乎接近纯白色……可以看到皮肤不同部位的浅静脉，有点像白色大理石中的蓝色纹路……可爱甚至美丽的表情经常出现在脸上，在那些过去相貌平平的人身上，变化尤为明显。

1831年《艺术学院》(*The Atheneum*)称：

> 在某些遗传性病例中，尤其是肤色白皙细腻的女性，皮肤呈现半透明的外观……诗人不应该把他们想象中情人的手描绘得晶莹剔透，除非他们希望引导这些女子……到坟墓。当你能像看穿一个年轻女子的心一样轻易地看穿她的手时，这是她健康的坏兆头；你应该去请医生，而不是牧师。

明显的静脉，是魅力和结核之间的又一个联系，这在各种文学作品中有详细的描述，比如《收获之家》(*The Harvest-Home*，1824年)：

> 垂死的少女，静静地躺在枕头上……她几乎消瘦成一个影子，在致命疾病的压力中下沉，她依然十分可爱；但她如今美得很奇异，仿佛不属于人间。对这个世界来说，她太过美丽，似乎来自天界。从她苍白如大理石般的前额上蜿蜒的蓝色小静脉中，几乎可以看见血液的流动；一道光从她温和的眼睛里射出，充满了纯洁、崇高、灵性的意义。

1806 年的一幅画作，充分体现了反差的重要性和静脉的作用，它在女性肖像中描绘了美丽的血液循环系统。画家写道："女性的血管……在透明的皮肤上看起来只是淡蓝色的线条。"尽管他对此有些犹疑，又说："因其本色，血管看上去是一种淡淡的蓝色，给白色增添了一种韵味，并与流行的肉色融为一体。" 这位画家可能对是否要突出表现静脉有所怀疑，但时尚女性似乎没有同样的疑虑，因为各种化妆品被用于突出这种外貌。《优雅之镜》（*The Mirror of the Graces*，1811 年）谴责了这种做法，并斥责女人"在虚构的雪白肌肤上，用同样虚构的染料画出蜿蜒的静脉"。

微笑是结核和美丽之间的另一个重要联系，因为结核也被认为可以美白牙齿。科林·琼斯（Colin Jones）谈到了 18 世纪微笑的重要性在感性美学中日益增长，且"令人愉悦的微笑……成为一种重要的商品"。琼斯还说："从本世纪中叶开始，小说、戏剧和绘画中明显的感性崇拜，将微笑视为内在美和外在美的标志，以及身份的象征。" 到世纪之交，灿烂的微笑，成为一种令人向往、备受追捧的美。1780 年，《医学评论》（*Medical Commentaries*）阐明了"结核易感性的标志"，指出"健康的牙齿"是一个重要的标志，"那些被这种疾病带走的人，大多数从未有过龋齿"。《一位医生对结核防治的建议》（*The Physician's Advice for the Prevention and Cure of Consumption*）将"洁白、晶莹、健康的牙齿"作为一种通常与易患病人群相关的特征进行了阐述。市面上有各种各样的牙粉出售，也有很多能在家里配制的配方，记载于许多19世纪的食谱和期刊文献中。这些东西被宣称为对获得健康、闪亮、洁白的牙齿至关重要。科林·琼斯甚至认为胭脂不仅能用于脸颊，也能用于嘴唇，"红宝石般的嘴唇，衬托出洁白可爱的牙齿"。洁白的牙齿、白皙的皮肤、红润的脸颊和嘴唇——这些都是非常令人向往的品质，也是患有结核的特征。《美的艺术》表明了一种被很多人接受的观点，即结核性疾病是通往美丽的一条捷径，但也提出了实现这一目标的不那么致命的方法，即寻求美丽和健康之间的平衡。

> 除通过疾病外，我们可以推荐美丽的读者进行训练，这是迄今为止发现的唯一可靠的方法，能提高眼睛亮度、皮肤光洁度和透明度……脸上会泛起可爱的玫瑰色；我们可能会注意到，这些与其说是健康状况良好的标志，不如说是人们普遍认同的标志，但它们与炎症性疾病，以及由此导致的猝死密切相关。我们要说，把我们从玫瑰色的脸颊和致命的炎症中拯救出来吧。

19世纪，除了结核赋予的"自然"美之外，效仿结核的因素也越来越多，对美的追求与疾病的流行并行。世纪之交，人们推崇的肤色发生了变化。到1807年，18世纪流行的鲜红面孔，已经被苍白面色所取代。同年，一位作家写道："苍白是如此时尚，以至于……上层社会的人，用一种洗液来塑成百合般的可爱肤色。"还有一种更"容易出错的方法"来获得结核般的容貌——化妆品。然而，它们的不当使用被认为会导致疾病。平衡似乎依然是关键。关于梳妆和美容的期刊和书籍不断重申："公认最美丽的肤色，是苍白的肉色，白色和红色都不能占主导地位。"这种微妙的色彩平衡，在结核中能自然实现。化妆品已经远离了 18 世纪流行的非常造作的外观，而是倾向旨在模仿自然美的微妙效果。《美的艺术》把化妆称为"女性美的根本依靠"。六年后，《仆人指南和家政手册》（*The Servant's Guide and Family Manual*）指出："正确选择化妆品，对女士梳妆至关重要。使用颜料、洗剂化妆是否明智，不是由我们来决定的；但由于我们收了钱，我们会尽力说明哪些物品最容易使人反感。"

　　人们也认识到化妆品的局限性——它们不能创造不存在的东西，只能"提升自然美"。白色粉底似乎激起了最大的愤怒，因采用被称为"珍珠白"的金属氧化物而被严厉谴责。《新家庭经济体系》（*A New System of Domestic Economy*，1827 年）呼吁使用肥皂、水、酪乳来美白皮肤。尽管有这些呼吁，金属氧化物仍然是女士梳妆台上受欢迎的主料。除了被用来获得苍白肤色，它们也被认为会导致结核性疾病，这一疾病能自然美白。《美的艺术》认为，由铋、铅、锡的提取物制成的白色粉底，能够渗透"皮肤的毛孔，逐渐深入……肺部和诱发疾病"。而约翰·默里的《肺结核论》强烈主张"化妆品的化学物质……是把人带向死亡的使者"。除了死于结核之外，其他可能的后果还包括在公众场合尴尬的风险。例如，一位作者给粗心的求婚者一些提示，让他决定"漂亮的百合和玫瑰色，是否真的属于自己"。这部作品建议这位绅士把他钟情的对象带到"哈罗盖特"（原文如此），"那里的泉水会和所有的金属氧化物发生强烈反应……"如果一个美人的脸，在洗了六次澡后仍然保持着原来的美丽，她的美就是真实纯粹的，也不必担心死在泉水里——但是，如果这位女士或少女，开始脸色发青或变黑，他会立刻意识到，她的美丽，就和伦敦的搬运工一样，来自市场。"到维多利亚女王统治初期，使用化妆品和结核之间的联系已经牢固确立，尽管这些化妆品仍在使用，但到了 19 世纪 30 年代后期，用得越来越隐秘。尽管化妆品并没有被视为实现美的正道，但对结核之美的效仿不仅仍在继续，甚至愈演愈烈。

感伤之美

维多利亚时代早期的审美观深受感伤主义的影响，主张情感的真实性不是通过公开来表露，而是通过微妙的外部迹象和静默的行为来证实的。敏感性是感伤主义的核心概念，反映了神经系统接受感官信息和传达身体意志的能力。敏感性不仅影响人的情感和情绪，也影响这些情感的生理表现。即使从女人的肤色中，也能看出敏感性的差异。例如，苍白和脸红被视为情感强烈真挚的证据。这种不自觉的情感流露，被认为是一个女人所能拥有的最优秀品质之一。

感伤主义进一步提升了疾病的作用，认为女人的真实性格只有在与疾病抗争时才能显露出来。这种态度早在 19 世纪就已经存在，许多人认为，疾病能揭示女人的个性，表明她是否认真、诚恳，以及她最根本的性情。1806 年，克拉彭教派成员托马斯·吉斯伯恩（Thomas Gisborne）在他的《女性责任调查》（*An Enquiry into the Duties of the Female Sex*）中指出："事实证明，女性更容易因病倦怠，疾病敏感性也远远强于男性，（女性）在乏味而痛苦的考验中，表现出最大程度的坚定、沉着、顺从。" 1814 年《瓜特金小姐》（*Miss Gwatkin*）中的描述，进一步体现了疾病对女人性格的重要性，书中女主人公"逐渐陷入肺病"。作者写道："在疾病对她的身体造成破坏时，'温顺宁静的心灵'并没有受损，反而显得更加引人注目。"

至维多利亚时代早期，痛苦和疾病开始被认为在女性生活中具有重要作用。莎拉·斯蒂克尼·埃利斯（Sarah Stickney Ellis）夫人在她的作品《英格兰女人》（*The Women of England*，1839 年）中谈到了疾病的作用，在提醒读者人生苦短时，甚至特别提到了"潮红之美"。

> 也没有必要把潮红与忧郁联系起来。事实上它只是一种相貌特征。让我们尽可能欺骗自己，绿色的教堂墓地增添了新盖的坟墓——丧钟——缓慢移动的灵车——听到这声音就关上的百叶窗——疾病在我们家里降临——甚至是潮红之美——所有这些都提醒我们，能向我们的同伴表现善意的时光，已经所剩无几。

在《英格兰的女儿》（*The Daughters of England*，1843 年）中，埃利斯夫人劝她的读者"充分利用疾病在身体和精神上的优势"。她还直接谈到了疾病在女性生活中的地位："当忍着疼痛劳动时，她的性格中展现出力和美，小说中的英雄主义只能轻微地模仿这一点。最受宠爱的女人，也最不值得钦佩；但在接受试炼时，女人最大的优点会展现出来。"夏洛蒂·勃朗特用类似的话语描写了她的妹妹艾米莉和安妮在遭受结核折磨时的性格。在 1849 年 1 月18 日的一封信中，她写道："安妮对她的疾病非常有耐心，就像艾米莉一样勇敢坚毅。我回忆起一个妹妹，带着一种崇敬和爱意看着另一个妹妹——在苦难的考验下，两个妹妹都没有丝毫畏缩。"

对感伤主义者来说，外表揭示了内心的性格，这时美同时体现了"品德和个性"。在 1834 年出版的《伦敦日记》（*London Journal*）里的一篇，认为这种对外表和性格之间有联系的看法也表现得非常明显，这篇文章宣称："我们越是考虑美，就越能认识到美对情感的依赖……噢，情感！美丽只是你外在可见的标志。"医学研究者强化了这些观念，他们说："女人的品行和美丽之间，可以发现紧密的关系；后者永远是前者的外在标志。"颅相学家乔治·库姆（George Combe）为相貌的意义提供了生物学方面的根据，称："如果面容散发着智慧和善良，这表明大脑的道德和智力区域占主导地位；这个人……是一位大自然创造的贵族。"

结核的身体症状，被理想化为反映了患者的道德品格，而且越来越多人认为，结核的女子，是因为太优秀太美丽，才无法长久活在尘世。例如，《肺结核临床讲义》（*Clinical Lectures on Pulmonary Consumption*）指出：

> 我们可能经常观察到，在一个家族中，最容易具有遗传易感性的人，是那些感情细腻、多愁善感的人。自私和性格冷酷的人……比较不容易患上这种疾病。"太优秀的人不能久活于世"这句俗语也许是有道理的，诗人也常感叹——"好人总是先死。"

由于真正的美来自内心，所以美丽女子身体上的魅力，在于其揭示了灵魂。《英国女士杂志和基督教母亲杂记》（1846 年）对此进行了论证："必须承认，美的影响力非常广泛强大；事实确实如此，因为美被认为是心灵的指标。"

内在美和外在美之间的这种关系，使完善女性心灵的劝导激增。例如，1843 年的《女士梳妆手册》（*The Ladies Hand-book of the Toilet*）中写道："内心是否纯洁，会在面容上用清晰的笔触描绘出来……心灵美人会显得非常漂亮，女人必须培养自己的心智……这是她的首要任务。"而《女士礼仪学》（*The Ladies Science of Etiquette*，1844 年）认为，既然"脸是心灵的索引……适当而谨慎地维护美貌，不仅是明智的行为，也是一种正面的责任"。有了上述这些道德和社会意义，面容美变得越来越重要，就不足为奇了。脸被认为是

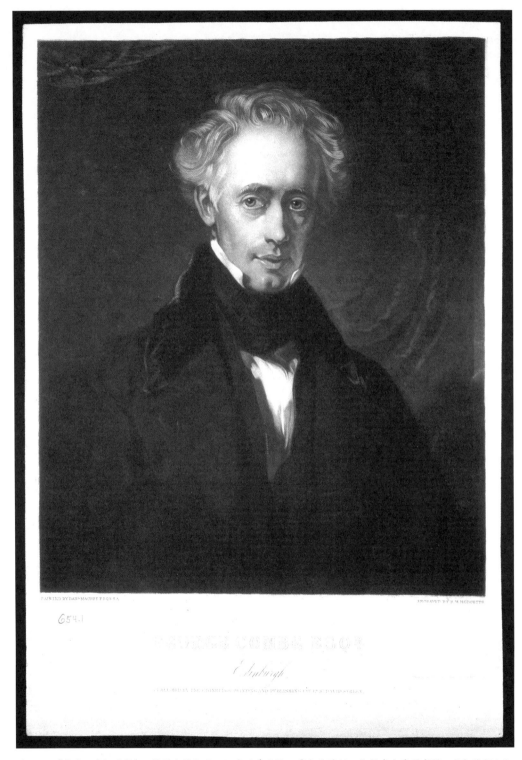

图 7-4   《乔治·库姆肖像》。镂刻金属版画，迈克尼爵士绘，霍杰茨雕版。伦敦威尔康图书馆。版权依据知识
共享署名许可协议（Creative Commons Attribution only licence CC BY 4.0）。

人体最外露的部分，也是"心灵的索引"，它能触及女人的情感，将其从微笑、肤色，甚至眼睛中显露出来。结核作为内在结构的结果，产生了外在美，它加强了身体内部活动和其外在表现之间的联系。

这种认为相貌是品格的情感投影的观念，在虚构作品和医学界中增强了结核和美的联系。亨利·吉尔伯特的医学论文《肺部结核》（*Pulmonary Consumption*，1842 年）甚至借助诗人的手来描述结核症状，暗示它在创造女性美方面的意义。

> 脚步如春风般轻盈，
>
> 翩翩而来？她的双眸
>
> 熔化在炽热的光中；
>
> 面如玫瑰，宛若仙子
>
> 用指尖点上去一般：
>
> 啊！她的名字叫结核。

1849 年，夏洛蒂·勃朗特承认，认为结核和美丽之间有联系的观念占主导地位，她说："我知道，结核是一种讨人喜欢的疾病。"流行故事和医学都把这种美与结核联系在一起，为疾病和感伤之间的联系提供了又一条途径。

透明的皮肤和洁白的肤色，这两个结核的主要症状是显而易见的美，重要性与日俱增。透明被认为可以反映精神和性格，且变得越来越重要，尤其是在 19 世纪 30 年代后期至 40 年代。然而，这种联系在 19 世纪 20 至 30 年代就已经很明显了，正如《美的艺术》在定义美丽肤色的特征时提到："光滑、柔软、透明的皮肤，对于纯粹美的重要性，不亚于身材的优雅。"作者接着将"纯净、细腻、透明的肤色"比作"在露水中发芽的百合，和在夏日清晨清新的空气中散放芬芳的玫瑰"。这部书承认，这种玫瑰色，与广受欢迎的因结核而成的透明肤色非常相似。这种疾病的潮红"局限于脸颊上部的一小块，就像绽放的玫瑰"，作者称之为"坟墓中萦绕的色调……""有很多种人都可能拥有这种肤色；但它确实……更常见于那些皮肤透明、浅色头发、湛蓝眼睛、体质虚弱的人。它通常是致命疾病的特征，尤其是结核。"据《家庭健康宝典》，这种潮红被称为"确认结核的标志"之一。这部书接着用和《美的艺术》非常相似的话语描述了随之而来的生理变化："脸颊呈现绽放的玫瑰，那种萦绕在坟墓中的色调。""第一阶段悲伤忧郁的表情，这时变成了幽冥的微笑。"洁白的肤色是结核病最常提到的与美丽有关的方面，也是实现情感透明的重要因素。亚历山大·沃克坚称，透过苍白透明的皮肤，能看到真实情感，并说："白确实对美有很大的贡献，以至于许多我们眼中的美女，除了美丽的肌肤，几乎不具备任何其他与美女有关的资质。"这些观念也能在梳妆手册中找到，比如《女性美》（*Female Beauty*，1837 年）断言："洁白是皮肤最重要的品质。"因此，洁白的肤色成为女士化妆的重点之一，它也是魅力和结核的重要标志。詹姆斯·克拉克谈论疾病的肆虐时用到了这种观点：

> 容貌清楚地体现了体质的特征。她们的眼睛，尤其是瞳孔，通常很大，睫毛很长；往往有平静的表情，极美的面容，尤其是在肤色白皙红润的人身上。

正如克拉克所说，面容，尤其是眼睛，表露了女人的感情。这是由于在感伤传统中，眼睛被描绘成"心灵的窗户"，被认为"会说话"，因为它们显露了情感和性格，是"理智和爱情的交汇点"。它们也增强了结核患者的

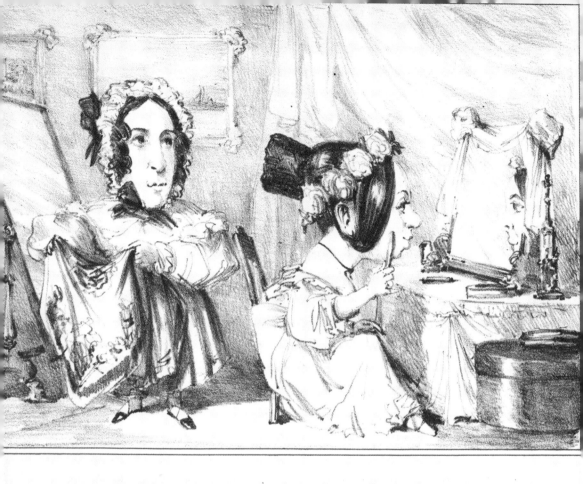

DONT MAKE IT ANY REDDER M'EM,
ELSE THEY WILL THINK YOU PAINT.

Published for the Proprietor, by S. Knights, Sweetings Alley, Cornhill.

Standidge & Co Litho London.

图 7-5 《不要再红了，否则他们会以为你是画的》。石版画。(S. 奈特出版社 1845 年出版于伦敦)
图画编号：lwlpr14169。耶鲁大学刘易斯·沃波尔图书馆供图。

美。特别是大瞳孔（见彩图 20)，一直是美丽的决定性特征，人们很容易认识到，这种"美丽的标志极少属于强健或正常的身体，而在某些情况下是身体虚弱的重要标志"。

感伤主义者认为，相貌纯然是女人内心深处的表现；而女人则渴望使用化妆品等工具来提升自己的美，模仿结核的相貌；这两者之间本身存在矛盾。创造一些本不存在的东西，可以被解释为试图弥补潜在的性格缺陷，而且化妆中固有的不真实元素，越来越受到关注。1840 年，《年轻女人自己的书》(The Young Woman's Own Book) 多次抨击了穿着和化妆的技巧，称之为"失败和罪恶"。相反，感伤主义者认为，美丽的关键在于培养理想的品质，而不是简单地模仿相貌。在这种批评的冲击下，化妆品的使用变得越来越隐蔽，到 19 世纪 40 年代，那种明显改变容貌的化妆品不再被接受。因此，女人要么根本不用化妆品，要么只是轻施粉黛，而且不能太显眼。《服饰艺术》(The Art of Dress，1839 年) 谴责化妆品的使用，呼吁女士"用简单的肥皂和水保持肤色清新美丽、纯洁干净"，很多女人响应其号召。化妆转入地下——仍然存在，但不公开，与该主题相关的手册开始提供基于理想特征而创造的美容方案。

例如，金（King）夫人的《梳妆》(The Toilet，1838 年) 将纯真列为最好的粉底，谦逊列为最棒的胭脂。《时尚女性公报》(The Ladies Gazette of Fashion，1848 年) 发表了《女子服饰秘诀》(A Recipe for a Lady's Dress)，指出："贞洁是你的白，谦逊是你的红……美德是你的罩袍，自觉的正直是你衣服的最后一根金线。"尽管有这些劝告，但肤色在美丽当中的中心地位，意味着化妆品是女士梳妆中一个虽然有些争议，但仍重要的元素。因此，重点是要更加谨慎地使用化妆品。杂志上仍然充斥着美化面容、体形和身材的广告。化妆品供应商继续推广化妆水等制剂，以及米粉和珍珠粉，它们被巧

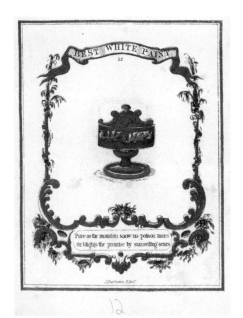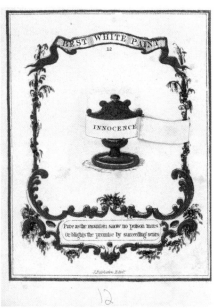

图 7-6 纯真是最好的粉底。《女士梳妆》，1845 年。编号瓦德尔顿 e.9.628，剑桥大学图书馆。

妙地用于模仿结核患者的肤色，而梳妆书籍继续提供家庭制剂的配方。然而与此同时，反对公开使用美容化妆品的呼声，与美丽是高尚女子的天性这一观念交织在一起。因此，结核因可以在不用粉饰的情况下增强女性的魅力，而被喻示为品德的外在表现，也是实现自然美的一种方式。

具有讽刺意味的是，这种疾病也有一个需要掩饰的症状。人们认为，在结核的过程中，"头发失去了力量，不能像以前那样保持整齐。这在女性身上尤其明显。头发看起来很柔软，不能保持原来的样子"。通过不太复杂的美发技巧，或者戴假发，这种缺陷得以缓解。像 19 世纪 30 年代浪漫主义风格的阿波罗结等精致大发型被较柔和的感伤风格所取代，头发通常从中间分开，用一簇小环围在脸上，或者在后面卷成一个柔软的结或发髻。然而，依然需

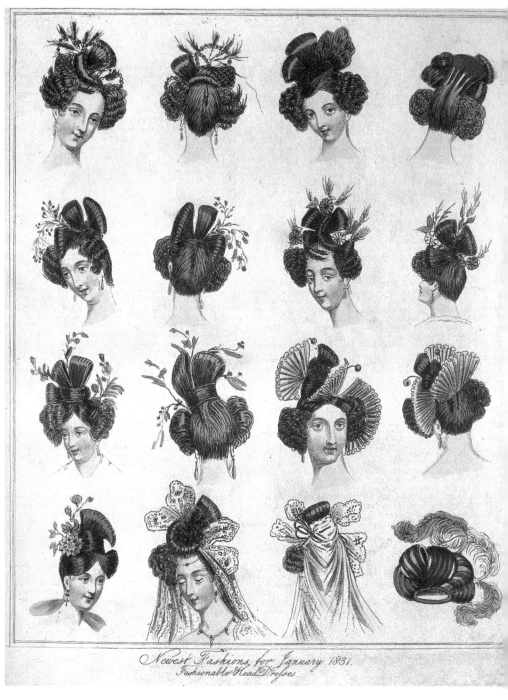

图 7-7　19 世纪 30 年代的浪漫发型和 19 世纪 40 年代的感伤发型，并附有假发应用指南。正面：戴着 1831 年最新发饰的女人。背面（图 7-7 续）：着时装、假发和配饰的女人，以及解释假发如何附着在真发上的图示。1840 年伦敦威尔康图书馆。版权依据知识共享署名许可协议（Creative Commons Attribution only licence CC BY 4.0）。

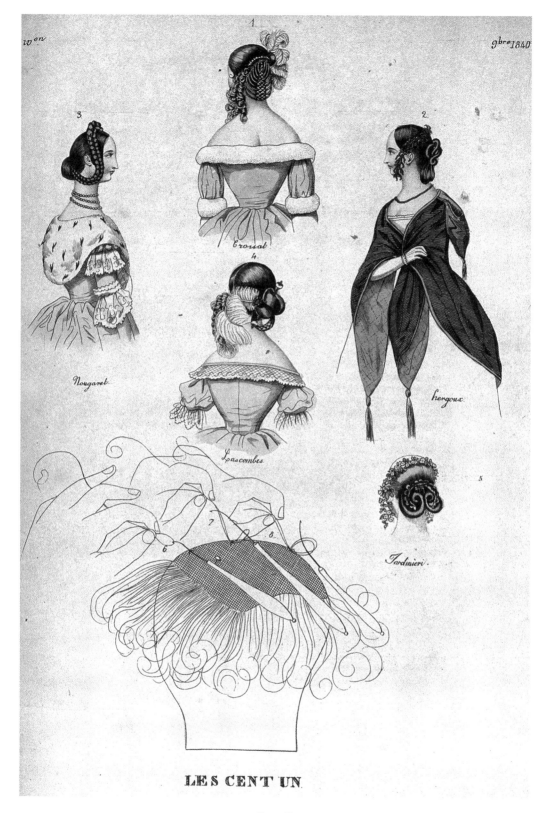

LES CENT UN

图 7-7 续

要用掩饰手段来弥补疾病造成的缺陷，因为构成脸周围小环的往往不是真实的头发，而是附着在隐藏的带子上的人造发束。由此可见，假发可以用来塑造朴素的容貌和纯朴的魅力。

关于结核的文化，在文学著作、医学论文和那些与定义时尚和女性角色有关的作品中都有阐述，所有这些作品中，都充斥着将疾病与美联系起来的例子。这些作品揭示了一种共同的意识，即结核的确能让人充满魅力。当时的大量各类作品都以这一理念为基础。尽管有这些美的表现，但结核美的特征总是向我们讲述"被体内魔鬼侵蚀的悲惨故事；同样可怕的是，这些魔鬼用迷人而危险的魅力来装饰它的猎物"。因而，结核是"华丽外衣掩饰下的死亡"。

第八章

自负之痛：服装与结核

19 世纪初，女人们对变化莫测的时尚潮流总是充满热情，这被视为女人与生俱来、无法控制的弱点。女人无法抵御时尚，不仅是自主选择，也是由于生理原因，对时尚的盲目崇拜超出了女人的控制力。《美物集锦》多次谈到了这个问题，如在 1806 年说："一些道德家指责人们过于注重着装；这种指责非常不公正。指责女性与生俱来的偏好是毫无意义的。"这种情绪不断被重申；尽管在 19 世纪，对时尚的热情被对服装"多样化"的追捧所取代，成为女性的弱点——这是一个复杂得多的问题。威廉·帕克斯夫人在 1825 年写道：

女人的衣柜可以分为两部分——装饰性部分和实用性部分。我认为，装饰性部分中放着受时尚影响的各种衣物；实际上包括各类外衣和饰品。在这些方面，一个精打细算的女人会尽力避免过剩。她会努力审视女性的弱点——对变化的爱——它经常通过不断变化的服装表现出来。她会把她衣柜的装饰性部分，限制在她生活方式所允许的范围内。

对时尚的热爱，和神经敏感性、结核易感性一样，是 19 世纪女性在生物学方面的本质特征（见彩图 21）。因此毫不奇怪的是，服装在结核的传奇故事中扮演了重要的角色，既是治疗疾病的处方，也是疾病的始作俑者。服装作为结核诱因的具体方式随着时尚而波动，关于预防疾病的告诫也是如此。

太少、太多、太紧、太松，所有这些描述，都曾被用于谴责时尚对健康的危害。尽管从 1780 年到 1850 年，服装风格发生了变化，但最常见的批评意见有高度的一致性，都把危害归咎于面料对身体的刺激和服装本身造成的压力。很多人认为，当时的时尚导致结核，主要是因为穿着时尚服装，不能保护身体免受英国多变气候的影响，或是因为衣服压迫肺部，从而引发结核。当时的时尚还有一个一致的地方，即乐于效仿几种不同的结核生理症状；然而，人们对服装和效仿方式的批评，则随时尚本身而改变。

古典与结核——时尚生活的危险

18 世纪后期，时尚潮流开始转向简约，18 世纪早期的奢侈之风彻底转变。到 19 世纪 80 年代中期，随着女式宽连衣裙（chemise）出现，英国服装趋向休闲和"自然"的款式。18 世纪最后几十年，时尚不断简化，出现了一场"走向自然简约美学"的运动。到了 1800 年，古典线条的地位牢固确立，法国时尚标志性的形象开始风靡英国。随着新古典风格的流行，服装腰线上升，领口下降；然而，英国流行的服装，仍然比法国朴素一些。除了坚持古典线条之外，这些时尚还反映了"古典"的态度，即服装不应该掩盖身体之美，而是要尽力展现它。女式时装以多种方法实现这一目标，其中之一是将轻薄透明的织物覆盖在极为短小的内衣上，极力显露和突出躯体之美。躯体大量裸露在外，包括胸部、背部、肩膀和手臂。然而，腿仍然被遮盖，只是用紧身的布料制成的裙子突出腿形。这一时期的女式礼服是由柔软、轻薄，甚至透明的织物（如麦斯林纱和网纱）制成的，展现出其被覆盖躯体的"自然"形态。一份女性杂志详细描述了1811年的风格："这个窈窕的女子，穿着短小的衬裙和布料很少的礼服。这件礼服短小得不像是外衣，不仅紧贴身体，在胸部和背部开襟，露出胸部和肩膀；袖子也被省去了。"

图 8-1　《大风中的优雅》。詹姆斯·吉尔雷绘，汉弗莱印刷所出版，1810 年 5 月 26 日。编号 1868,0808.7943。© 大英博物馆理事会。

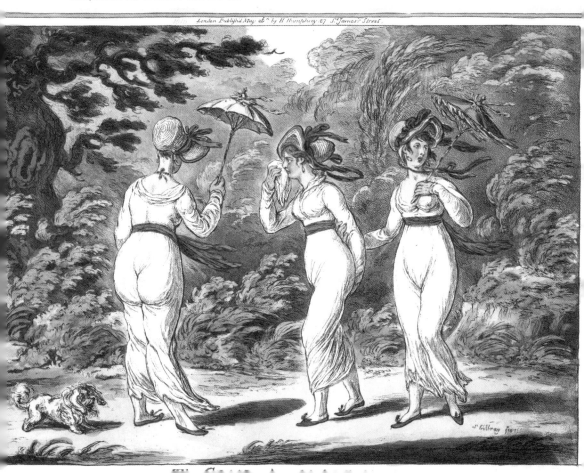

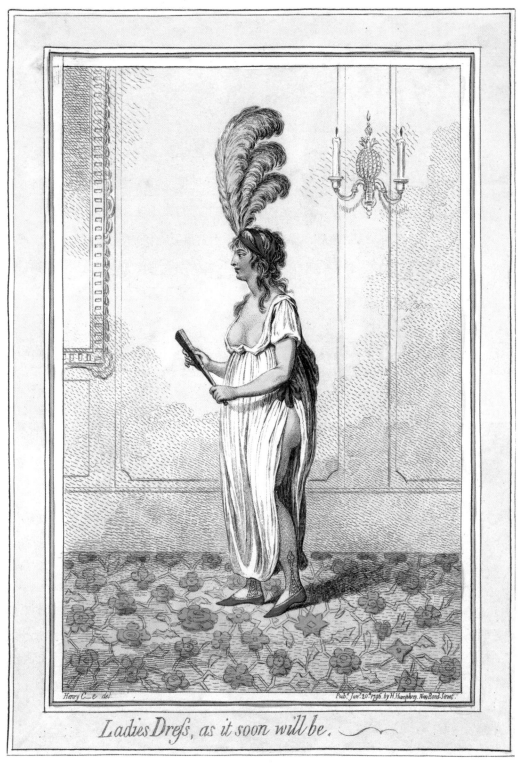

Ladies Dress, as it soon will be.

图 8-2 《不久之后的女装》。讽刺"裸露"时尚的漫画。詹姆斯·吉尔雷绘，汉弗莱印刷所出版，1796 年 1 月 20 日。编号 J.3.85。© 大英博物馆理事会。

由于女性的身形依赖于内衣，这类服装的风格也发生了变化。不出人们所料，适于苗条身材的新型内衣出现，尤其是女裙在 1810 年左右变窄。创新包括"光滑针织衬裤"和隐形衬裙，它们的出现使"过去那些令人讨厌的庸俗内衬"完全被弃置于衣柜中。1807 年，《美物集锦》刊登了罗伯茨夫人"非常受欢迎"的隐形衬裙广告，称这种衬裙更能凸显苗条的身材，因为它们"比细亚麻麦斯林纱还要薄"。同年，一位绅士抱怨这些进步使得"不穿衣服"成为可能，他写道，"通过现代隐形衬裙和透明织物，上身和下身都可以暴露。"夏洛蒂·伯尼（Charlotte Burney）描述了她在恶劣天气中对新时尚的体验，她说："风太大了，我们不敢四处走动……我们的法国轻薄时装，无法遮掩我们的美妙身材。"詹姆斯·吉尔雷（James Gillray）在1810年的《大风中的优雅》中，讽刺了同样的问题。从新古典主义潮流的初期，人们就开始批评和讽刺服装和内衣的轻薄短小，女人们也因裸露的时尚而受到指责，这被认为对健康和风化都有影响。1785 年，《欧洲杂志》对此哀叹，称"现代时尚生活的风尚"，尤其是女性着装，意味着"纯真的健康、安逸、美丽，在女性中难得一见"。更糟糕的是，"时尚的反复无常……把不幸的美人送往医院或坟墓"。这不仅是当代人的担忧，也是对后代的担忧，"有理由担心，这轻率着装的病态后果会被尚未出生的几代人继承"。

漫画家和记者都批评衣着单薄的女子。《泰晤士报》认同政治气候以及体质对健康的重要性，称："如果目前的裸露时尚继续发展，女帽制造商必将让位于雕花师，最优雅的无花果叶雕花将成为最流行的时尚……如果裸体的时尚能持续更长时间，我们最为健康的时尚人士会很乐意反对西哀士起草的新宪法（译者注：法国宪法理论家西哀士的"人民政权"思想，是法国大革命期间国民议会与君主和贵族斗争的指导思想之一。西哀士于 1799 年起草的新

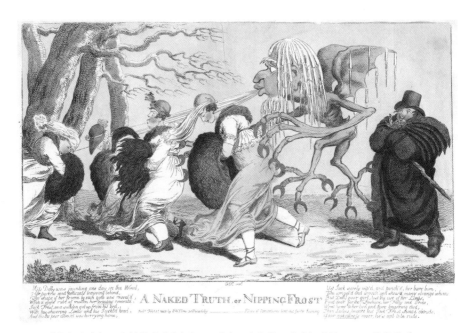

图 8-3《赤裸的真相还是刺骨的严寒》（1803 年）。查尔斯·威廉姆斯绘，S. W. 福雷斯（S. W. Fores）出版。图片编号：lwlpr10384。耶鲁大学刘易斯·沃波尔图书馆供图。

宪法体现了精心构造的权力制衡理念，但这一宪法很快被拿破仑改动，以利于其掌握最高权力）。"人们常常忽视这种时尚对"体质"的损害，及其在寒冷多变的英国气候中的影响。正如一位年轻女士在 1792 年哀叹的那样："在冬天穿短袖……多余的东西要全剪掉，要穿得低一点……我讨厌冬天穿短袖，但是穿长袖会显得与众不同。"

　　寒冷的天气成为人们对新款服装最大的焦虑之一，这是因为大量的裸露和新古典服装的薄面料。气候以及不足以承受其波动的服装缺陷再次成为时尚文学和结核论文的主题。1799 年，《肺结核论》认为："然而，我们的女士们，如果不再半裸着暴露在岛上的雾和霜中，无疑会给自己减轻一些痛苦。"1804 年，根据《时尚界》（*The Fashionable World Displayed*），女士们必会患上结核：因为她们"光着四肢……袒露胸膛"。漫画家、社会评论家、医学专业人士都认可了作者的评论。《赤裸的真相还是刺骨的严寒》说明了时尚服装的问题，当"冰霜杰克""痛捏多莉小姐裸露的大腿"时，她为脱下衬裙付出了代价。不幸的是，这个可怜的女孩"为时尚、愚蠢和骄傲付出了昂贵的代价，她回到床上，就手指颤抖着离世了"。教训很清楚，"女士们请小心冰霜杰克，你的裸体会使他容易无礼"。这些时尚为讽刺提供了充足的素材，甚至出现在乔治·科尔曼（George Coleman）的喜剧《绅士》（*The Gentleman*，1806 年）中，他说："1800 年的英国淑女就像一棵英国橡树；在十二月的寒冬，美丽动人，却衣不蔽体。"

轻薄织物衣衫、四肢裸露在外、袒胸露肩露背，加上英国多变的天气，给这些女人带来了灾难。正如一位医学作家抱怨的那样："然而，在这种多变的气候下，我们的服装迎合潮流和时尚，而不依据天气的变化，这种有害的习俗，必然会产生许多不愉快的后果。"这些后果中影响最大的当数结核。这些时尚，使人无法维持体质、预防结核。《医学卫士和饮食养生论》（*A Treatise on Medical Police, and on Diet, Regimen*）阐述了体质问题，指出："一般来说，关于服装，可以观察到，许多美女身上的布料非常少……这是非常不可原谅的，甚至对最强健的身体也是极具破坏性的。"约翰·阿姆斯特朗还明确了时尚与结核的联系，抱怨说大多数的结核性病例要特别归因于"女式服装提供的保护不足"。

古典风格的紧身长袍，提供的保护不如之前的服装，而衬裙的穿着也随之减少。正如《美物集锦》所言："这种服装非常适合我国美女轻盈性感的身材，而我们的气候是这种轻盈优雅服装的大敌。"尽管漫画家和社会评论家的作品有夸张成分，但穿着纤薄的新古典主义面料的女人，开始采用各种其他服装来保暖。为了御寒，女人们可以从各种时髦的物品中选择，包括披肩、斗篷、围巾，或者像斯宾塞（短羊毛外套）和雷丁哥特（女式骑装外衣）这样剪裁精细的服装。"印度披肩"在新古典主义服装衰落之后继续流行了很长一段时间，并在对伊丽莎·赫伯特（Eliza Hebert）的令人回味的描述中出现："她几乎消瘦成了一个影子——变得精致透明、近乎缥缈。她穿着一件朴素的白色麦斯林纱长袍，躺在一条印度披肩上。她弱不禁风，裹在这条披肩里，才能被带出卧室。她纤细的双脚和足踝藏在白色丝袜和缎子拖鞋里，透过鞋袜展现出玲珑的轮廓。"在这个例子中，披肩为结核患者消瘦的身体提供了温暖、时尚的外饰。

然而，对于医学研究者来说，用这种外层覆盖物仍然不够，特别是对于那些已经展现出脆弱体质的女子。医生们反对的不是外衣，而是无法御寒的内衣，以及羊毛袜和法兰绒的使用不足。例如，约翰·阿姆斯特朗指出，大多数结核病例发生在"对衣着粗心的病人"身上，而那些免于疾病的人的长期健康，应归功于"经常穿法兰绒或羊毛袜等普通衣物"。除此之外，他还强调了防止温度波动的重要性，特别是"女性天生脆弱，较难抵御天气的变化"。对这些女性来说，通过合适的衣服来保持温度的稳定性是关键。

詹姆斯·桑德斯的《肺结核论》重申了结核症状和气候之间的紧密联系：

> 消瘦明显加剧；冰冷的空气、潮湿的双脚，带来难以抵御的刺骨寒意，血色褪去、面容尖削……脸色变得苍白……除了不确定的潮红偶尔会使面容变得活泼。

潮湿的双脚，是时尚和结核之间的又一个联系。因为多变的时尚使当时的女人经常穿薄鞋或凉鞋，这个问题成为评论关注的热点，1806 年，约翰·

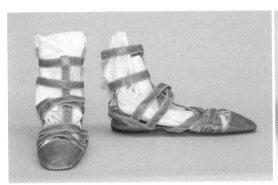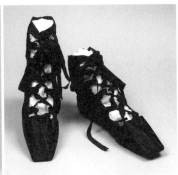

图8-4　19世纪初的凉鞋。左：鞋，1806—1815年，帕蒂森（英国）、格森、朱迪思·雷伯基金会捐赠，2001年（2001.576a, b）。© 大都会艺术博物馆。右：一双女式"希腊风凉鞋"，1818年。英国。理事会基金会（M.2000.10.2a-c）。洛杉矶艺术博物馆图画图书馆。

里德承认脚在结核病的发病过程中起着举足轻重的作用，他认为："小心保护脚免受寒冷的侵袭……结核的感染概率将大大降低。"在对第二年趋势的描述中，认为人们对脚的状态明显缺乏关注，写道："麦斯林纱通常很薄，衬裙很短，以致露出穿着系带凉鞋和开口编织长袜的脚踝。"

1807年，一位父亲在《月刊》上表达了担忧，因为新的着装风格给他的女儿带来了影响。他的女儿已经表现出结核的迹象，而他也承认自己没能让女儿穿适应天气和身体的衣物。他写道，她"一点儿也不强壮"，有时还有点咳嗽。然而，每当他出于对女儿的健康的担心，试图干涉她的着装选择时，她总是装出一副"活泼开朗的样子，并向我保证她会更好，尽管我一直能感觉到，这是一种强撑的努力，只是希望避免我知道她染上了这种病，而实际上我早已知晓"。尽管有这些告诫，但时尚似乎战胜了对结核的恐惧。正如威廉·伯顿（William Burdon）在1820年的解释："这就是时尚对女性的支配，她们的衣服很轻，永远暴露在结核的攻击之下……她们宁愿承受这些最可怕的灾难，也不愿穿任何一件偏离最严格时尚法则的衣物。"

保护不足并不是唯一的问题。事实上，结核和新古典主义时尚的一个重要元素——礼服拖尾之间甚至有着直接的联系，后者被指责为导致这种疾病的原因（见彩图 22）。1806 年《美物集锦》批评了"我们的时尚女性那长得惊人的拖尾"。该文作者指出，"像现在这样的'扬长避短'对健康有害"。拖尾这样看似无害的东西，为什么被指责损害健康呢？答案在于，身着拖尾的女士们漫步在绿色公园和圣詹姆斯大街小巷时，会产生滚滚尘埃。这篇文章谈到了后果，询问："为什么在那里呼吸的空气会对脆弱的肺如此致命，导致如此频繁的感冒、喉咙痛和结核？是拖尾——带来厄运的拖尾。大部分人类去那里之前呼出的是纯净无污染的空气，但回来时却难受得要窒息。"根据作者的说法，这些拖尾在室内也是危险的："在冬天，在我们所有的舞会上和路途中，害处只会有增无减……很难描述拖尾掠过肮脏的地毯或布满粉末的地面会造成什么后果。有时，为了迫使女士拿起死亡拖尾，我们会看到淘气的花花公子踩住地上的那一截。女士想要摆脱，抓住拖尾的起伏部分，小心翼翼地摇晃它，一团灰尘从它的褶皱中升起，令粗心的花花公子不得不立马逃开，以免窒息。可怜的女士们……想想脆弱的肺。"

然而，除了对这些时尚的病理后果的抨击之外，同时也出现了用积极的方式将结核与服装联系起来的文学作品。诗人和小说家也阐述了一种理想美，以慵懒、苍白、优雅的女性美为主导，与结核的某些方面相一致。例如，1809 年，《美物集锦》的一位撰稿人称，朱莉安娜（Juliana）"拥有敏感的灵魂"。她的相貌以苍白的面容和苗条的体形为特征，她的服装让人联想到结核。

她的身体在很大程度上反映了她的内心；苍白而有趣的面容，就

像精灵一样匀称……没有比这个浪漫而有趣的女孩更引人注目的对比了……显而易见的精致，隐约而优雅的简朴。

爱德华·鲍尔（Edward Ball）的情景剧《黑盗》（*The Black Robber*）对陷入结核的"精灵般的朱莉娅"做了类似的描述，朱莉娅（Julia）有"近乎天使般的面容……但是唉！接下来的每一天，她苍白的脸颊都没有健康之色，玫瑰的光芒确实曾在那里灿烂地绽放，但那只是结核病的狂热色彩"。

除了"精灵一样匀称的身材"和标志性的"精致"面容，服装也凸显了结核的某些特征。最突出的例子之一是露背的时尚，通过展现背部两侧的突起来提高结核病的明显性。那个时代的时尚杂志上到处都是裸露背部的图画（见彩图 23）。《美物集锦》在 1806 年谈到了这一习俗，称：

> 巴黎的女士们穿着比以往任何时候都低的礼服……但是在过去的三周里，我们英国的美女在这方面已经取得了很大的进步。
>
> 毫无疑问，压缩的肩膀，以及随之扭曲的背部，没有比这更无趣的景象。

这些"压缩的肩膀"和"扭曲的后背"令人想起结核奇特的外观，正如约翰·里德所描述的，锁骨和肩胛骨从正确的位置突出，在某种程度上就像翅膀……这对翅膀似乎正从身上抬起，就要展翅飞翔。

尽管多次受到批评，时尚仍继续突出结核的身体特征，十多年来，裸露的背部和肩胛骨，依然是女式服装不可或缺的一部分（见彩图 24）。1818 年，《女士杂志》称，"许多想要追赶潮流的少女，都行走畸形，背部仿佛有驼峰……看起来像蜗牛带着它们的房子"。同年，《图说时尚变迁》（*A Picture of the*

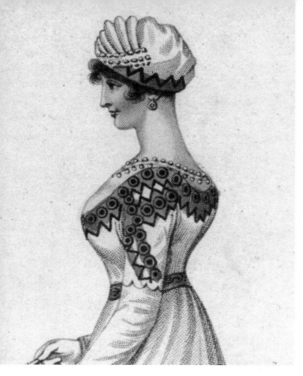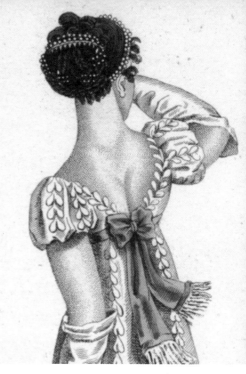

图 8-5　时尚的驼峰和突出的肩胛骨，让人联想到结核的翼形背部。左：《全身晚礼服》，《美物集锦》（伦敦：1811 年），凯西版画集，洛杉矶公共图书馆。右：《全身晚礼服》，《美物集锦》（伦敦：1811 年），凯西版画集，洛杉矶公共图书馆。

Changes of Fashion）称"展示背部畸形骨骼的时尚正在消失"。这样的断言

可能还为时过早，因为 1820 年《美物集锦》再次谴责了这一奇特的时尚，称："我很惊讶地看到英国女士们……如此乐于展示裸露的背部。"社会讽刺作家费利克斯·多诺（Felix M'Donogh）声称，时髦女性"弯腰时显得时尚"，他为女人追捧"时尚的驼峰"感到遗憾。他的漫画讽刺了"肩膀高耸，走路弯腰"，而这是结核的部分特征。这种结核外观的流行，导致他在 1820 年抱怨时装展览："穿衣服和不穿衣服之间的一个悖论是，可怜的、瘦削的、脆弱的女子，被包在用料吝啬的衣物里，看上去就觉得她们要瑟瑟发抖；锁骨完全赤裸，肋骨分外显眼，肩胛骨衣不蔽体，整个胸部近乎赤裸，外科医生甚至能直接用这些活体研究骨骼学了。"

　　无论风格如何改变，为了保持时尚，女人不得不做一些威胁她们健康，且被认为会导致结核病的事情。于是，即使在新古典主义风格被取代后，人们仍对气候保持关注。在 19 世纪 20 年代和 30 年代，女性时尚和结核之间的联系日益紧密，在结核成因的讨论中服装变得越来越重要，甚至成为首要原因。例如，1829 年的《女士袖珍杂志》（The Ladies Pocket Magazine）指出，"我们无意对这种致命疾病的性质发表任何一般性评论。在很多情况下，结核源自普通感冒；感冒通常是由于人，尤其是女性没有穿着适当的服装所导致。"《维护健康和预防疾病实用手册》（A Practical Manual for the Preservation of Health and of the Prevention of Diseases，1824 年）也表达了同样的观点，宣称："许多病人，特别是女性，由于不够注意这个问题而患上了结核。"

　　批评时尚损害健康的言论，主题和几十年前相同，如过度暴露和保暖不足会引发并加剧结核。阿瑟·克拉克（Arthur Clarke）爵士说："按照现在的时尚，女人早上穿得暖和些，穿包住全身的衣服，但是晚上要把这些衣服从她们的肩膀脱下，改穿轻便的衣服。因此，当她们跳完舞，走进冷空气中时，常为疾病埋下祸根，这些疾病会令人非常痛苦，并缩短生命。"《美物集锦》还评论了时装在保护穿着者免受气候影响方面的不足。根据 1827 年的一篇文章，这种保护不足，部分是由于时尚女性在参加晚间社交活动时拒绝穿合适的外套，因为这会破坏礼服的线条。有人认为，穿得不够保暖是许多年轻女性健康状况恶化的原因之一。可怕的是在"寒冷的九点钟，时髦的女士们可能已经离开了温暖的场所，又不想去掉她们衣服上的装饰，还把敏感的胸口暴露在危险的寒风中"。正如《现代医学实践》（The Modern Practice of Physic，1828 年）中所说，时装作家和医学作家一道，继续将单薄的服装与结核联系在一起。

目前在英国，这种令人苦恼的疾病日益流行，确实有各种原因……我们有充分的理由怀疑，我们的房子温暖而封闭，而我们的时髦女性身着单薄、短小、轻便的服装，大大增加了染病的可能性。

《袖珍医学指南》（*The Pocket Medical Guide*，1834 年）同样认为："在许多时候，温度突然变化会对身体产生有害影响。从又热又拥挤的舞厅走到户外，是极为常见的暴露方式。多少咳嗽和结核源自于此！"

时尚不是在真空中运作的，早在 1823 年，《女士博物馆月刊》（*The Ladies Monthly Museum*）就已经将问题扩展到服装之外，告诫读者："享受健康是一种责任，因为是否拥有健康，决定我们在人生大戏各阶段中能否扮演恰当的角色……人们迎合和追逐时尚和快乐，但健康从不接受辩解。"这篇文章的作者继续抱怨道：

反对时尚流行推荐的服装，以及其所要求的穿着时间，都是徒劳无功的。年轻可爱的时尚女子，夜复一夜地呼吸着拥挤房间里被感染的空气，而不去寻求她们天性所需的有益休息；待这些女子离开狂热，陷入沉睡，吸入的污浊空气，又不断侵蚀她们的健康。这一过程使成千上万的人过早走进坟墓。

这种批评一次又一次地出现，似乎没有任何效果，人们对时尚的追求依然被认为与寒冷一起催生了结核。

时尚生活不仅是结核的成因，也是中上层阶级高发病率的主要原因之一。1833 年《伦敦医学公报》（*The London Medical Gazette*）抱怨道：

应该将最主要的注意力放在衣服上。这个国家的大量女性，多数由于她们自己的过错而染上结核。较贫穷阶层的女子无法穿得好，不能指望她们能好好照顾自己，因为她们没有能力；但是富人和中产阶级，却尽一切努力染上结核。

作者特别批评了女性不够关注环境变化，因为她们"会赤足从最热的房间走出来；她们很少睡觉；夜复一夜地参加晚会；然后，最终陷入结核状态：她们自己和朋友都不会相信缺乏休息和极度兴奋是导致这种情况的原因，但我却对此非常确定"。不恰当的着装，继续在围绕结核的讨论中，扮演着不可或缺的角色。

紧身胸衣与结核——浪漫的时尚

正如衣服穿太少会引发结核，穿太多也会，至少太紧的衣服如此。因此，紧身胸衣在关于时尚和疾病的言论中成为充满争议的焦点。人们普遍认为某些款式的衣服会伤害穿着者，"要么给身体施加对成长有害的压力，要么使身体不当地暴露于冷空气中"。对那些体质虚弱的人来说，这些是极其重要的，因为机械力会增加"体质敏感性"，并导致"对热和冷都具有相当高的物理敏感性"。因此，穿紧身服装可能会加剧温度变化对脆弱体质的影响，并为结核提供条件。松紧问题与束腰关系密切，因为有人认为这种做法是通过对肺部系统施加有害压力，从而触发并产生结核的。

对躯干的束缚，是 18 世纪一直流行的主题，用沉重的系带塑成优雅的女性躯体，这种做法多次被谴责为"对健康极为有害"。甚至早在 18 世纪就被视为结核的病因。切恩医生在讨论凯瑟琳·沃尔波尔（Catherine Walpole）的病（最终证明是结核）时写道："有明显的阻抑，并导致那种后果"，他认为这可能是因为穿"铁胸衣"。紧身胸衣及其与结核的联系，在 18 和 19 世纪仍是一个反复出现的主题。1757 年，本杰明·理查德森（Benjamin Richardson）在关于这种疾病的研究中把束腰称为"慢性自杀"。而在 1765 年，约翰·格雷戈里（John Gregory）医生明确地将穿胸衣与女人染上结核联系起来。无数医学家和社会评论家表达了类似观点，认为束腰破坏了体质并导致疾病。

女性是否该为拥有新古典美的身材放弃胸衣？在世纪之交，人们就此展开了许多次的讨论；然而，许多当时的参考资料表明她们没有放弃。许多工具有助于塑造这种身材，包括各种短小的内衣（见彩图 25）；尽管漫画、时尚文学和商业名片证明有需要的女人也穿长胸衣。最常见的是，这种拉长的紧身胸衣被设计成不易过时的减肥款，用于塑造越来越显瘦的时尚形象。1800 年，玛莎·吉本（Martha Gibbon）为"Je Ne Sais Quoi Stay"（法语，意为"我不了解胸衣"）申请了一项专利，声称通过防止"各种肠道突起"来减肥。尽管 1806 年的一篇关于结核的论文哀叹女人穿胸衣的"病态和畸形"，称它用"非常直的带子，拉紧以变成好看的形状……许多娇嫩的女孩因此吐血"。

19 世纪第一个十年末期，当紧身胸衣成为一种普遍流行的时尚回归时，反对使用它的呼声也越来越高。1809 年，约翰·罗伯顿有些徒劳地希望紧身胸衣能被弃用，他说：

> 穿紧身胸衣这种愚昧习俗已经被抛弃许多年了。然而，似乎又有人

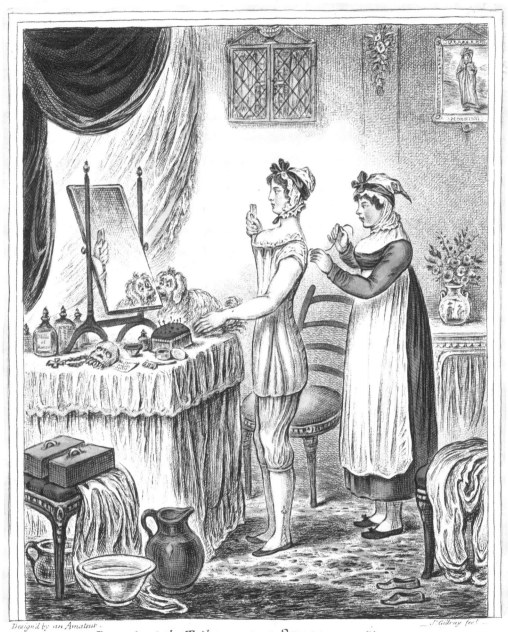

图 8-6　《梳妆流程——胸衣》（1810 年）。图画编号：lwlpr12221。耶鲁大学刘易斯·沃波尔图书馆供图。

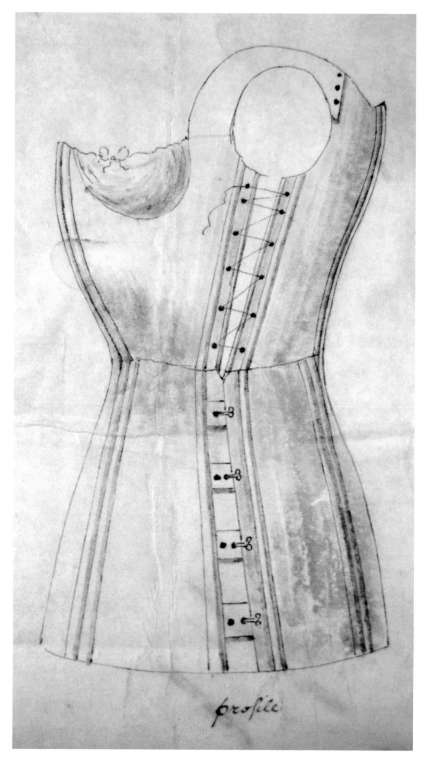

profile

图 8-7 玛莎·吉本，女人和少女的胸衣，专利号 2457，1800 年 12 月 17 日。国家档案馆，英国伦敦。

开始穿它了。不过我真诚地希望这种习俗永远不要再像现在这样普遍，因为沉溺其中会带来许多疾病。肺的自由舒张被阻碍……随之而来的是呼吸急促，而且在很多情况下会导致结核。

然而，罗伯顿的希望破灭了，因为英语和法语期刊都继续宣扬紧身胸衣的重要性。到 1811 年，苗条的身材被重新确立为女性美的重要组成部分。同年，《优雅之镜》抱怨："目前的支撑方式……由所谓的长胸衣提供……钢和鲸骨对骨架最敏感部分的巨大压力……是结核的重要原因。"而《美物集锦》认为，紧身胸衣的"过度压缩"带来了"难以名状的可怕疾病"。随着时尚从严谨的新古典主义转向热情洋溢的浪漫主义风格，新的时尚将重点放在越来越细的腰部，而不是胸部。越来越多的人开始关注这种纤细的腰肢，对胸衣致病的更多抱怨也随之而来。

浪漫主义运动在文学和艺术中同时展开，1820 年后，浪漫主义运动在时尚界引起关注。时尚史家将 1820 年至 1850 年左右这段时期称为服装的浪漫主义时代；然而，他们经常将这一时代分为两个主要时期。就本书而言，浪漫主义时期指从 1820 年到 19 世纪 30 年代中期，感伤主义时期指 1836 年到 1850 年。对情感的强调，强烈而丰富的情绪，以及浪漫主义历史主题的复兴，都影响了早期的服装风格，尤其是女式时装。服饰的历史元素出现在袖子样式、领圈和某些装饰中，织物颜色经常被赋予奇特的名称，如"埃及土"和"废墟尘"。浪漫主义的影响，在 19 世纪 20 年代和 30 年代前五年特别流行的华丽装饰中也很明显。这种华丽装饰体现了"理想女性从古典女神向华丽娇娃的转变"。艾琳·里贝罗（Aileen Ribeiro）还认为，19 世纪 30 年代和 40 年代倾向于"娃娃般的"女性美。

在浪漫主义时期，服饰对于女性形象始终至关重要。《卡洛金诺米亚》（*Kalogynomia*，1821 年）的作者认为，"拥有高雅品位和相应神态的女人，通常穿着高雅；粗俗的女人自有其粗鲁的特征，（人们）很容易看穿女帽商和服装商给她制造的蹩脚面具，从而发现这些特征。"到 1825 年，新的理想身材已经牢固确立，显著特征是日益加宽的裙子和逐渐收缩的腰部。呈 V 形的紧身上衣出现了，这种紧身上衣肩部加大，宽大的衣领和越来越长的袖子进一步突出了其特征，这种趋势一直持续到 19 世纪 30 年代中期。头饰和发型的尺寸和复杂度也与日俱增，并且用人造花、羽毛和珠宝精心装饰。随着腰部向下移动到自然位置，紧身上衣的背部开始变宽，其在新古典主义当中相当狭窄，此时开始不断变宽，裸露越来越多。这种变化突出了躯干和脖子的上部，进一步加深了斜肩的形象，这是当时女性魅力的一个重要方面。白天用围巾和披肩防止胸部和肩部过度裸露，晚上则让它们光芒四射地呈现出来。最后，与加宽的裙子和巨大的袖子形成对比，腰部变得越来越细小。在上面，随着袖子上部继续增长，肩宽也慢慢扩大。羊腿袖从肩线突出，向手腕延伸时变窄。 1829 年，出现了另一些大袖子的设计，包括"傻瓜袖"和描述起来不那么直观的"唐娜·玛丽亚袖"和"马穆鲁克袖"。这些袖子都使手臂上部看起来像是腰部的两倍。所有这些时尚，都有助于强化缥缈而憔悴的浪漫天使形象。

这位天使，不再穿着缀饰复杂的服装，而是通过系得越来越紧的束腰获得了精致小巧的身材，并用一条更宽的带子扣住腰，突出其纤细（见彩图 26）。随着人们越来越关注腰部，紧身胸衣这时开始被用于瘦身，而不是像 18 世纪时那样人为地改变体型。紧身胸衣的尺寸成了梳妆中一个备受争议的方面，当腰部束得越来越紧，以增强躯体上下部之间的对比时，争议尤为激烈。

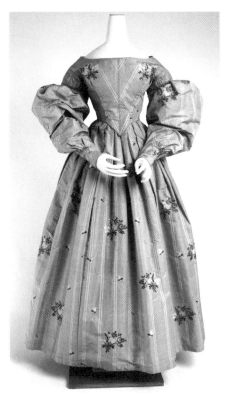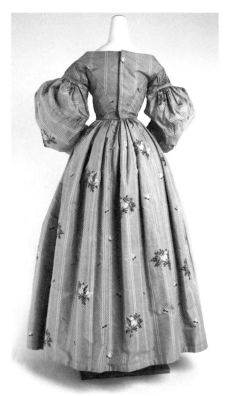

图 8-8　浪漫主义时尚。约 1836 年的（英国）服装。艾琳·刘易森遗赠，1966 年。编号：C.I.66.35.1。© 纽约大都会艺术博物馆。

1829 年漫画《腰与奢华》（*Waist and Extravagance*）的主题——沙漏身材，也是同年《新月刊》（*The New Monthly Magazine*）批评的对象，该杂志抱怨说："最娇嫩的人因此不堪重负……可能会被误认为是挂在棍子上的两个枕套，这些附属物把腰部空间压缩得太小了。"

随着人们的注意力牢牢集中于腰部，越来越多女人通过饮食、锻炼，最重要的是通过束缚等物理方法来控制腰围。紧身胸衣在形状和结构上的创新发展，与细腰时尚的回归同时。一种硬而短的紧身胸衣出现了，它可以在抬高胸部的同时突出腰部。这种新款紧身胸衣凭借插在顶部和底部的衬料，使胸部和臀部呈现出的形状越来越圆。这种新紧身胸衣也常有宽大的撑片，置于前端中部的各式饰物中。新紧身胸衣通过将腰部挤压成圆柱形来缩小腰部尺寸，同时突出胸部和臀部。此外，将束腹系带拉得非常紧，以进一步减小尺寸、突出效果的做法变得越来越流行。这种做法在19世纪20年代初前作用有限，因为缝合的孔眼除非撕开，否则只能承受有限的压力。然而在1828年，与束腰系带新配套的金属孔眼被发明出来，使得腰部尺寸被大大压缩。

在整个19世纪30至50年代，对紧身束腰的不安和争论一直持续，因为束腰带来的有害压力，成为时尚评论家批评的热点，也是结核的主要原因之一。随着紧身胸衣不断收紧，它与结核的联系也越来越紧密。正如一位作家哀叹的那样："追捧违背自然的细腰改变了女人——致命的钢胸衣牢牢捆住了躯体。时尚如暴君一般折磨着这些优雅的女子，她们被绑得非常紧，如果这种时尚长时间持续，她们的健康会迅速受损，甚至危及生命。"对呼吸器官施以过度压力被认为会导致结核，新式紧身胸衣和不断收紧的束腰，成为解释女性结核高发的主要原因之一。不仅时尚形象长盛不衰，腰部尺寸也继续缩小，19世纪40年代，纤细的躯干也成为一种时尚。1842年，《弗雷泽杂志》（*Fraser's Magazine*）上的一篇文章，将31090名英国女人因"不自然和有害的过紧束缚"而死的责任归咎于此。

医生为之愤怒；漫画家找到了更多素材；记者、社会评论家，甚至时尚作家，都谴责使用紧身胸衣，认为其没有任何好处。在流行、医学等文献中，有无数关于穿紧身胸衣后果的讨论，其中许多还包括解剖图等视觉辅助工具，努力将有害影响解释清楚。这些图表通常将穿紧身胸衣的女人的不健康形态，与身体的健康自然形态进行对比。其中相当多的文章呼吁女性不要模仿新古

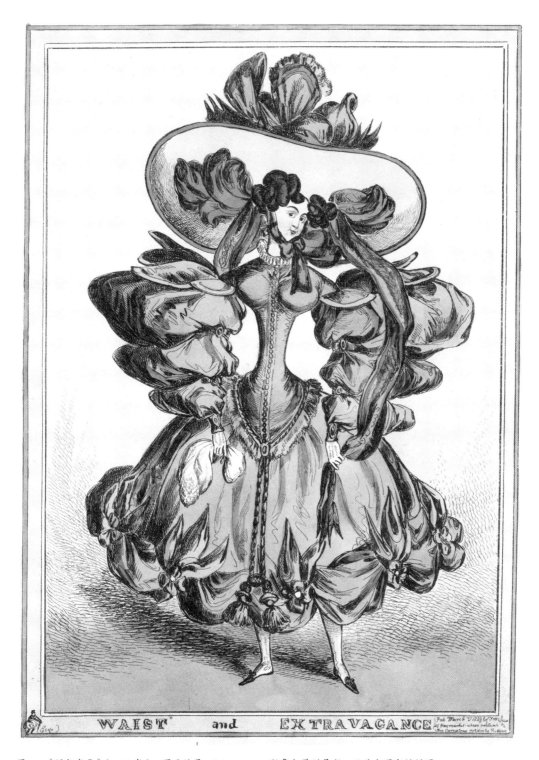

图 8-9《腰与奢华》（1829 年）。图画编号：lwlpr13285。耶鲁大学刘易斯·沃波尔图书馆供图。

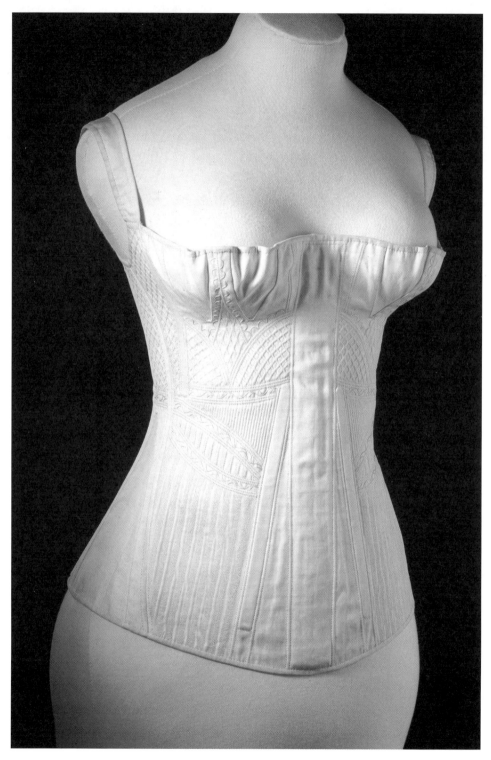

图 8-10　浪漫主义时期的紧身胸衣。英国紧身胸衣示例（约 1825 至 1835 年）。博物馆编号：T.57-1948。
© 伦敦维多利亚和阿尔伯特博物馆。

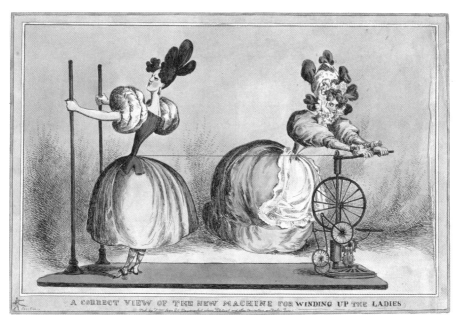

图 8-11　女人转动轮子，以使年轻女孩的腰变细。W. 希斯蚀刻画，约 1830 年。伦敦威尔康图书馆。版权依据知识共享署名许可协议（Creative Commons Attribution only licence CC BY 4.0）。

典时期那样的服饰风格，而应效仿希腊式的美。1825 年，一位作家劝她的读者："以优雅的希腊人为榜样，他们的安逸和美丽是如此令人钦佩。他们不给年轻女士戴不自然的带子……从她们的每个肢体和每个动作中都可以看到这种美。" 1827 年，《美物集锦》也针对这些说法发表了观点，称："这样实在可怕，只会引起嘲笑。健康圆润的躯体哪里去了？只剩下逊色得多的肉体雕像？腰被折磨得像黄蜂一样，而由鲸骨构成的臀部看起来是圆的！"人们认为紧身胸衣造成的扭曲与结核有着极其密切的联系，因为"胸部畸形"通常被视为结核的重要原因。

尽管有大量的文章反对使用紧身胸衣，但关于此主题的抨击，大都承认

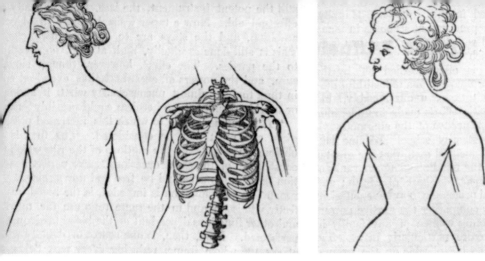

图 8-12　图中描绘了美第奇的维纳斯的雕像，将其自然骨骼与"现代寄宿学校小姐"的身材和人为塑成的骨骼作对比。《实用知识传播学会便士杂志》(*The Penny Magazine of The Society for the Diffusion of Useful Knowledge*，伦敦：查尔斯·奈特，1833 年)，编号 80. L900.b.69.1。剑桥大学图书馆。

女人不愿意放弃她们衣橱中的这件重要衣物，因为一切饰物都依赖于它。作家们承认很难说服女性放弃紧身胸衣，但有些人仍然希望说服她们忍痛割爱，以免贻害下一代。因此，1825 年的一篇文章认为："试图劝阻女士们不要使用这种有害的服饰是徒劳的；但是，不管她们有多么不在乎自己，也当然应该为她们的孩子，拒绝任何对孩子有害的事情。"使问题更加复杂的是，人们普遍认为紧身胸衣不仅对保持纤细的腰部至关重要，而且对保持直挺的脊柱也影响巨大，例如《美的艺术》指出："不幸的是，女孩的身体在成长过程中需要支撑这一想法，随着时间的推移和习俗的变化，已经深深扎根于大多数母亲的心中，没有任何劝诫能说服她们放弃这种做法。"

　　紧身胸衣的难题不仅是时尚问题，也是医学问题，因为这种服装被认为能造成或矫正畸形。早在 1801 年，查尔斯·皮尔斯 (Charles Pears) 就承认束腰在结核性疾病过程中起了有益的作用。他将有利影响的观念，与怀孕期间结核停止的想法结合起来，认为束腰在治疗疾病中发挥了积极作用，推理如下：

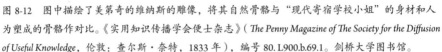

　　　　结核在怀孕期间暂停；可能是由于子宫升高、压力增加，使肺部得

到一定程度的休息……如果是这样的话，最好用绷带来模拟这种效果……以及使用有医学效用的胸衣。

此外，紧身胸衣被视为有矫正脊柱畸形的能力，从而能预防与这种情况相关的结核。各种各样与紧身胸衣有关的专利和装置出现，声称可以纠正脊柱和胸部的可能会导致疾病的畸形。1822 年获得专利的"加德纳胸衣"和差不多二十年后的"金登人体支撑器"等发明，宣称能够矫正人体畸形。随着时间的推移，这些装置和紧身胸衣本身一样，变得越来越复杂、越来越紧缩。

除了基于紧身胸衣的矫正畸形装置之外，还出现了寻求制造更安全紧身胸衣的行业，力求顺应时尚，让不可或缺的紧身胸衣更健康。胸衣制造商制造了多种服装，他们声称这些服装可以塑成时尚的身材，而且不会引发结核，例如那些设计成让胸部活动较为自由的服装，如约翰·米尔斯（John Mills）1815 年获得专利的"女士和少女弹性胸衣"。米尔斯在胸衣中放入了柔软或有弹性的部分，这是为了给穿着者以最好的放松，同时又能保持通常由鲸骨、钢等坚硬而不可弯曲材料带给身体的稳定性和支撑力。他甚至还开发了一套孕妇款。1825 年，《美的艺术》开始推崇"健康的紧身胸衣"，呼吁大家采用米尔斯专利的弹性服装。

然而，如果胸衣磨损了，就应该非常小心。我们必须完全禁止使用鲸骨或钢铁，因为它们肯定有害，胸衣材料都应该是有弹性的，以便在不挤压身体任何部位的情况下做各种运动。

许多胸衣制造商响应了这条呼吁；贝尔夫人是最有名的胸衣制造商之一，她的丈夫则是《美物集锦》的编辑。1831 年，该杂志有理有据地称赞她在胸衣中使用印度橡胶：

> 贝尔夫人的公司长期以来一直以其紧身胸衣的优雅而出类拔萃，这
> 种胸衣有很多独特的优势，它能保护和支撑胸腔，并为身材增添特别的
> 优雅。最新的一项发现，使贝尔夫人能够通过用印度橡胶代替弹性丝线，
> 来进一步强化这些优势。

尽管有这些创新，但紧身胸衣仍受到医学界的指责，认为它导致许多人
患上结核病，也认为它是女性比男性更容易患这种疾病的主要原因之一。

即使紧身胸衣被指责会导致疾病，它们还是效仿了结核的某些特征。
1829 年，《紧身胸衣压迫女性腰部的有害致命影响》(*The Pernicious and Often*

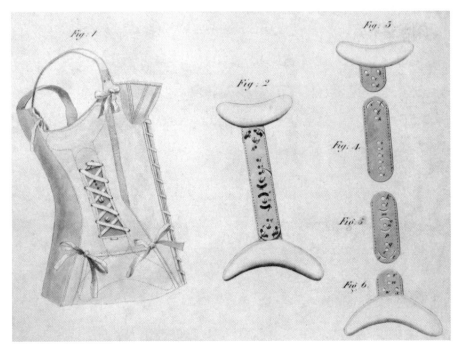

图 8-13　加德纳支撑胸衣。丹尼·加德纳，"支撑身体的胸衣"，1822 年 6 月 13 日获得专利。国
家档案馆供图，英国伦敦。

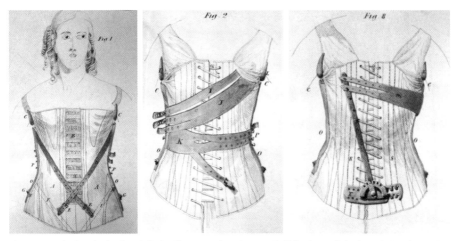

图 8-14　理查德·金登，"人体支撑器"，1840 年 2 月 25 日获得专利。国家档案馆供图，英国伦敦。

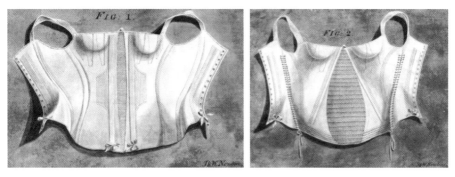

图 8-15　女人和少女用的弹性胸衣（1815 年）。左：成长中的少女和成熟女性的胸衣。右：孕妇
胸衣。约翰·米尔斯，"女士和少女弹性胸衣"。国家档案馆供图，英国伦敦。

Fatal Effects of the Compression of the Female Waist By the Use of Corsets）抨击了当时的时尚。作者评论道：

> 我们知道，只要腰部拉长到自然极限，其直径就会有缩小的趋势……紧身胸衣被用于改变形体，使胸部下方尽可能小，上方尽可能宽，并增加胸的高度、丰满度、突出度……简而言之，胸腔的自然形态正好与腰部的时尚形态相反。后者下窄上宽；前者上窄下宽。

时尚紧身胸衣塑造的体型"下窄上宽"，模仿了结核的特征。上半部分的宽度由加宽的肩部和上背部实现。正如弗朗西斯·拉马吉（Francis Ramadge）在 1834 年所说，结核过程中出现的身体形态包括：

> ……突出的肩胛骨（已被注意到类似于翅膀），同时因肋骨倾斜度增加，胸部的侧面和横向直径变窄，向下凸出更为明显，同时使胸骨更靠近背部。在胸的上部和前部，肋骨间隙显得更宽并凹陷，腹部则扁平收缩。

在 19 世纪 30 年代，时尚又发生了一次转变，开始效仿结核的另一些外观特征。这一转变始于这十年的后半段，符合新兴的感伤主义理念。主要涉及三个主要领域：礼仪、服装、社交仪式。服装向感伤风格转变始于 19 世纪 30 年代，到 19 世纪 30 年代后期，这种转变已经稳步发展。女性的身材明显变化，简约高雅的身材开始取而代之，服装也相应地开始失去浪漫主义时期的华丽。随着紧身上衣简化，变得越来越贴身，倾斜的线条出现，这些线条向下聚焦，形成了躬身的外观效果。

　　19 世纪 20 年代和 30 年代早期的浪漫主义时尚以大袖、宽肩和喇叭裙著称。相比之下，19 世纪 40 年代的时尚谦恭、羞怯、保守。感伤主义甚至影响了人们对颜色的选择，他们偏爱棕色和深绿色，这两种颜色与服装结构相结合，塑造了柔和的外观。紧身上衣通过多系带的紧身胸衣和其自身结构，被拉紧到身体上。尖腰增强了苗条的外观，而敞开的领口突出圆润的肩部，所有这些都强调 19 世纪 40 年代女子的"敏感、优雅、女性特质"。感伤风格的服装，腰部比上个十年更窄，人们越来越关注整体躯干的苗条。

　　因此，紧身胸衣仍被公认为是时尚不可或缺的组成部分，也是实现时尚所要求的纤细线条和细长腰部的重要工具。 1836 年，《美丽世界杂志》抱怨称，女性为美丽设定了以腰部为标志的新标准间距："腰部在手臂以下突然变细，尺寸不超过自然腰围的三分之二。"尽管新的紧身胸衣样式在 19 世纪 30 年代就已经牢固确立，但在 19 世纪 40 年代又有了修改，以适应女式外衣的变化。紧身上衣和紧身胸衣一样，随着新出现的感伤风格而加长，直到 19 世纪 60 年代才再次缩短。 1843 年一种令人感到惊愕的新系带样式出现，称为紧身系带或懒人系带。这种新技术可以更精确地控制束腰带，能把腰束得更

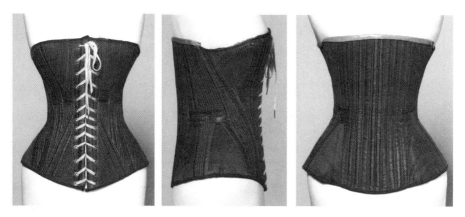

图 8-16　感伤风格的紧身胸衣示例（约 1840 至 1850 年）。这种紧身胸衣的前系带使臀部向前倾斜，压缩躯干，将肩胛骨向上推，表现并增强了弓背的效果。编号：1972.7。曼彻斯特美术馆供图。

紧，这令许多评论家非常反感。

束紧系带的做法加剧了围绕服装和结核的争论，因为时装在引发结核方面起了更大的作用。于是，埃斯特·科普利（Esther Copley）在 1840 年写道：

> 现代时尚所展示的人体伪装是如此怪异荒诞……以至于在冷漠的旁观者看来，虽然时尚的仰慕者各自标榜其优雅和品位，但她们都是在竞相变成畸形。

医学宣传品和道学家的著作，满是对束紧腰带害处的抨击，并将它当作结核的原因。尽管有大量反对使用紧身胸衣的文章，但年轻女性继续穿着这种被视为有害健康的衣物，这让弗朗西斯·库克（Francis Cook）博士非常沮

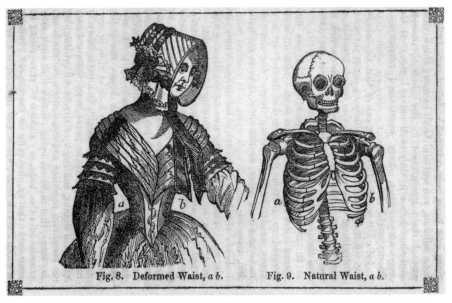

Fig. 8. Deformed Waist, *a b.*　　Fig. 9. Natural Waist, *a b.*

图 8-17 "变形" 束腰与 "自然" 未束的腰对比。《健康青年》（伦敦：达顿和克拉克，1845 年），编号 56.8300.e.l3。剑桥大学图书馆。

丧，他在 1842 年愤怒地写道："年轻女性的服装压迫胸部，是肺部疾病最常见的原因。然而，期望医生的警告能战胜时尚的'规定'，是徒劳的。"《健康青年》(*Health Made Easy for Young People*，1845 年) 还断言，对于那些"捆住"胸部让它看起来漂亮的女人来说，结核将是不可避免的结果，并认为这种做法"骇人听闻"。尽管医生们有争论，但人们也承认："在当今年轻女士的眼里，腰围太粗是身材最大的弊病之一。"大约十年后，也就是 1848 年，《布莱克伍德女士杂志》(*Blackwood's Lady's Magazine*) 称："女性形象的美，在于柔和的曲线。"感伤风格依然流行。尽管反对紧身胸衣的作品越来越多，但感伤风格的服装不仅长盛不衰，其整体也被赋予了积极的品质。例如，1848 年，《时尚世界》评论道："如今的女式服装，也许是自然和简朴的倡导者满意的状态……这些服装旨在展现人体的自然美。"

结核与紧身的感伤风格

理想的感伤之美，把女人的外表视作一个整体，用于表现其性格，服装旨在展示维多利亚时代早期女性脸上闪耀的情感，突出而不是掩饰面部表情。时尚女子身材苗条，脸色苍白，没有化妆，衣服相对不显眼。1837 年，《年轻女士之友》(*The Young Lady's Friend*) 将裙子与穿着者的性格直接联系起来。"多种多样的精神品质，在着装方面得到体现……越遵循基督教原则……着装就越能体现个性。"因此，时尚逐渐成为提升自身道德，提高个人素质，或至少是展示个人素质的方式。

19 世纪 40 年代感伤风格服装的紧缩款式，尽管掩饰或改造了女性的形体，但目的不在于此；而旨在展示穿衣女子的感情。19 世纪 40 年代感伤风格服装的整体效果是高雅、谦逊、温顺，反映了维多利亚时代女性的理想（见彩图27）。因此，这些时尚充满了历史文化特色，展示了体面的形象和基督教道德的影响。在19世纪40年代，随着时尚女性越来越受服装的约束，感受和情感的地位得以提升，并高于身体健康。在埃利斯夫人等作家所确立的理想中，人们对女性的期望是显而易见的：柔美、精致、娇嫩、谦逊，再加上纤细的腰肢和弯曲的肩膀。同样，1845年，阿尔弗雷德·博蒙特·马多克（Alfred Beaumont Maddock）在关于结核的著作中，把那些拥有结核体质的人描述为："胸部窄而尖，肩膀高而突出，脖子长而细，身材通常比较苗条。"然而，梅里菲尔德（Merrifield）夫人在她的《服装艺术》（*Dress as a Fine Art*）中承认，这些特征是女性美不可或缺的部分。总体而言，维多利亚时代早期的女性在身体和举止方面都不如19世纪早期的英国女性有活力，因为重点转向通过优雅的举止、姿势、情态来表现道德品质。正如一位撰稿人所说："优雅的动作、自然的举止对于身材，就像柔情蜜意对于眼睛一样重要。外表体现灵魂。诗人称之为'身体的思想'。"

这种服装对女性的主要影响，是限制了活动；此外，肩膀变窄，服装开始推崇躬身的形象。加长紧身胸衣的一些装饰品，使躯体显得更长。例如，19世纪30年代的特色装饰褶裥织物在19世纪40年代被用在华丽的斜纹上，以压缩肩部，拉长细腰（见彩图28、29）。厚重的紧身胸衣让上身看起来精致、单薄、纤弱，使人想起结核患者的躯体。那个时期的时尚版画，展示了女性服装及整体外观的变化，头发靠近头部，帽子拉得很近，加上厚重的束腰，使上身显得精致、单薄、纤弱。新服装塑造的感伤形象几乎毫无生气，整体呈现出梦幻般的柔美。

袖子越来越紧，肩线随之变窄，这种柔弱的趋势在这十年里愈演愈烈。正如一位撰稿人宣称的："柔弱的确是女性的荣誉……一个柔弱的女人也会比他人得到更多的爱戴和尊重。"因此，正如道格拉斯·拉塞尔（Douglas A. Russell）所说："十多年来，理想女性已经从欢快的蝴蝶变成了居家娇娃。"紧身胸衣简化了，变得越来越贴身，出现了向下聚焦的斜线。感伤的女子，高挑苗条、窄肩倾斜、腰肢纤细。此时的袖孔离肩很远，袖子很紧，交叉剪裁，穿衣人无法将手臂举成直角。肩部下垂的风格效仿了结核女子的身材，强化了弯腰的姿势，看起来像染上了这种病。

感伤风格的服装，也突出柔弱的姿态和受限的动作，就像疾病造成的虚弱一样。《女性体质疾病综述》特别提到被认为是结核早期症状的行为和姿态（见彩图30）。"从疾病早期患者的步态中，可以观察到一定程度的虚弱和弯腰；程度会逐步加深。"随着病情的发展，"走路的方式会很特别，经常弯腰、弱不禁风、小心翼翼"。1830年，马歇尔·霍尔（Marshall Hall）把那些患病的人描述为："面容奇异，步态特别，态度和举止奇特，所有这些都表明身体虚弱、疾病严重。"弯腰既会引起结核，也是结核的标志，而对女性的教育也成为受指责的对象之一。因此，《一位医生对预防和治疗结核的建议》称：

> 在目前对年轻女性的教育中，值得一提的是，长期久坐，似乎促使了结节的形成和结核的高发；首先，这会削弱整个人体系统；其次，弯腰的习惯，像胸部畸形一样伤害着肺部。

类似地，亨利·德尚在1847年宣称："脸色苍白、步履蹒跚的多病女子，似乎能预测自己的命运——肺病。"他的《感冒与结核》（Cold and Consumption）也哀叹，年轻的女学生"弯腰趴在写字台前"，并认为这是疾

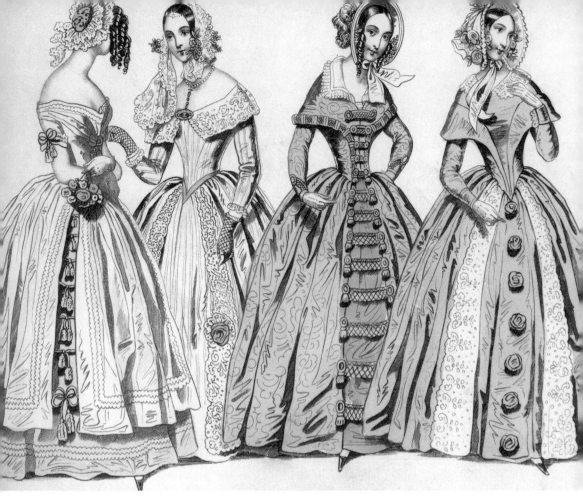

图 8-18　模仿结核体形的斜肩感伤风格。《美丽世界杂志》第 11 卷（伦敦：1842 年），编号 T434.6.b.6.1-。剑桥大学图书馆。

病的根源。

　　所有这些都被视为结核的原因。由于其成长环境，女性也被认为比男性更容易患结核病。女性在社会中的角色，也被解释为染上疾病的因素。约翰·特里克尔·康奎斯特（John Tricker Conquest）等医生，对招致疾病的教养方式，表达了厌恶。康奎斯特在《给母亲的信——在健康和疾病中管好自己和孩子》（*Letters to a Mother on the Management of Herself and Her Children in Health and Disease*，1848 年）中写道：

天性被愚蠢地抑制，女孩们必须坐着吃糖果；她们不打球、跳绳、健身，她们必须牺牲运动带来的健康和快乐，换取精神收获和（被误称的）"女士般的习惯"。"女士般的"这个可怕的词，让可怜的上中层社会女子缺少体育锻炼，最终使她们成为畸形和疾病的猎物……时尚是残暴的口号。

当疾病体现性格的观念与感伤文化合为一体时，很容易看出结核如何侵入流行的审美和时尚理念。

从 1780 年到 1850 年，结核一直与时尚言论交织在一起。讨论的焦点往往是时尚在疾病过程中扮演的角色。典型的 1780 至 1820 年期间的新古典主义风格衣物，不足以抵御气候变化，容易让人染上结核。人们认为寒冷、潮湿甚至灰尘颗粒，通过与女性服装的相互作用，成为引发结核的诱因。对时尚和气候的关注，在这一时期都影响深远。19 世纪 30 年代和 40 年代，紧身胸衣在女式服装中的地位越来越重要，也成为批评的焦点，又因为紧身胸衣随时尚变得越来越紧，所产生的压力越来越大，使人们的担忧也在不断加深。在整个时期，结核和服装之间的联系，不只是时尚引发疾病的能力。时尚也一直不同程度地表现出效仿这种疾病的倾向，突出结核的特征，或者模仿其症状。

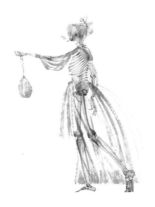

尾声
结核时尚的终结

　　当时的作家认为，女性在社会中的角色和时尚在其角色中的突出地位，是影响女性健康的重要因素。尽管如此，因感伤服装要求"简约"而产生的悖论也不能被忽视。结果到 19 世纪 50 年代，关于人为时尚及其生物学后果的辩论，使人们对结核的态度发生了变化，并推动了女性时尚的变革。19 世纪后半叶，卫生变革和社会关注改变了人们对结核的印象，它从一种与美丽和智慧紧密相关的状态变为一种生物学疾病。人们明白结核是社会状况的产物，能够而且应该改变和控制。

　　19 世纪 40 年代感伤风格服装中典型的结核患者形象在 19 世纪 50 年代发生了变化。正如瓦莱丽·斯蒂尔（Valerie Steele）所断言："19 世纪 40 年代相当平淡的简约风格，在 50 年代被复兴的通俗风格所取代，略带躬身的优雅姿态逐渐淡出，丰满圆润、光彩照人的形象回归。"在接下来的十年里，女性活力重新得到认可。19 世纪 60 至 70 年代，身体虚弱、脆弱感伤的女子完全被"健康"的时尚女性所取代。随着健康之美的发展，人们对结核，以及其对女人意义的看法，也发生了转变。英国人对结核的迷恋减弱，对疾病的认知随之转变，结核不再是体面的病症，时尚也不再效仿它。对结核时尚的批判不仅源于社会和卫生变革，19世纪40年代后期的文学作品对这种疾病不断变化的描述，也产生了重大影响。

虽然浪漫化的结核传奇依然存在，但讨论的对象从受人尊敬的女子，转向堕落的女性。小仲马（Alexandre Dumas）于1848年发表的名著《茶花女》（*La Dame aux Camélias*）体现了这一变化。这部作品的英文译本于1856年出版。但即使在译本出版之前，英国人就已经熟悉这个故事，因为它在杂志连载时多次被评论。这些杂志经常评论巴黎的流言蜚语，如《布莱克伍德爱丁堡杂志》评论《茶花女》说："这一年最成功的作品是《茶花女》，它在春天红火了一百多个夜晚之后，秋天又重新焕发了活力，取得了巨大的成功。"这个故事的灵感来自阿尔丰西娜·玛丽·普莱西（Alphonsine Marie Duplessis，1824—1847年，见彩图31）的一生，她是一名妓女，患有（她称为）"一种永不消退的疾病"。"我不能活得和别人一样长，我已经答应过自己要活得更快一些。"她23岁时死于结核。她名噪一时的短暂职业生涯，成为巴黎人的笑谈。普莱西非常有名，以至于在她死后财产公开拍卖，甚至引起了查尔斯·狄更斯的注意并前往参加。

小仲马改变了结核与女性特质之间的关系。尽管他把与疾病相关的消瘦描绘成提升了女性的美貌和性格，但他也强调这种痛苦的救赎性。他继续强化这种疾病和强烈激情间的联系，特别是爱情，同时也把疾病带来的痛苦和赎罪的道德观念联系在一起。

19世纪中期，这种救赎之苦成为文学作品的重要议题，结核也成为一种文学手段。小仲马的作品于1852年首次在歌舞剧院演出，特奥菲尔·戈蒂埃

（Théophile Gauthier）还对此作了评论。戈蒂埃在谈玛格丽特时写道："当她遇上烦恼，而后充满真情时，她变得谦逊、害羞、温柔——而且患了疾病。吞噬她的不只有对阿尔芒的爱，还有侵蚀她身体的疾病。这时，这名妓女被剥下外衣，成为一个无辜的小女孩！"堕落的女子玛格丽特，在生病后获得了某种形式的纯洁。结核造成的痛苦和年轻即死的悲剧"表现了在一个悲惨的世界里，不可能有纯真的爱情"，使"患上结核的妓女成为自己命运的主人——这个简单而强烈的梦想注定会失败"。

小仲马开创了文学作品中的一种潮流——堕落女子可以通过痛苦的结核获得精神救赎。结核由此从体面女性的舞台，转变为痛苦救赎的观念。尽管通过苦难获得道德成就，一直是维多利亚时代妇女的责任之一，但话题的主角发生了变化。因此，围绕结核的观念越来越远离声誉良好的女性。亨利·米尔热（Henri Murger）的《波希米亚生活场景》（*Scenes de la Vie de Boheme*，1851 年）等小说，将结核从上流社会女性的领域中移除，并将它牢牢地根植于堕落女子身上。米尔热笔下的弗朗西娜也是一位年轻活泼的结核患者，她的脸显出"圣洁的光辉，仿佛死于美丽"。

还有一些因素可能也促成了关于结核的言论从体面女性转向堕落女子。这些因素包括染上这种疾病的贫困人口越来越多，以及 19 世纪 40 年代末，人们开始接受结核传染理论。然而，这种疾病能从一个人传播给另一个人的看法，仍然不足以解释为什么并非每个人都会感染，这需要遗传体质才能解释。因此，传染理论很难取代流行的污浊空气说，这种观点主张疾病不是通过个体接触传播的，而是源于差得惊人的环境所产生的有害空气。这种疾病在英国工业区过度拥挤的贫民窟中蔓延，人们对这种情况的了解日益增强，将这种疾病与道德联系在一起的作品也越来越多，这些都有助于改变公众对结核的看法。一旦这些联系建立起来，结核就不能再被合理地美化为体面女子的标志性特征，到 19 世纪 40 年代末，结核已经与贫穷和滥交密不可分，这种联系一直延续到该世纪末，甚至更久之后了。

结核逐渐远离上流社会，穷人对这种疾病的关注度提高，这与服装的变革运动相一致。服装只是社会的另一个侧面，在 19 世纪下半叶引起了改革家和组织的注意。自 18 世纪以来，尽管女式服装反复受到批评，但这些改革家最终还是取得了进展。他们把注意力集中在时装给精神和身体带来的负面后果上——其中结核占据显著地位，这些问题要特别归咎于内衣。

尽管人们通常宣称相信健康和美丽之间的联系，但结核一直是这种联系的例外，直到 19 世纪 50 年代，这种例外才开始消失。这种转变在托马斯·钱德勒·哈利伯顿（Thomas Chandler Haliburton）的《自然与人性》（*Nature and Human Nature*）中是显而易见的，他用下面的话描述了一位年轻女子："她的眼睛没有表情，就像两棵翠菊，脸色苍白得要命，脸上的胭脂看起来就像因结核而垂死的人的潮红。我告诉你，她已经丑到了极致。"随着紧身上衣缩短和躯干变宽，这一时期的时尚风格，反映了对结核的摒弃和对健康的崇尚。由于宝塔袖的出现，袖子也变宽了，成为圆锥形（见彩图 32）。虽然紧身上衣仍然紧贴在紧身胸衣上，但裙衬出现，裙子变宽，使腰对比之下显得纤细，上衣的系紧程度随之降低。1851 年，一份期刊甚至宣称："束紧系带在中高阶层的女性中已经完全过时，她们发现过度的压缩会破坏优雅和对称。这种做法如今在下层阶级的年轻女性中最为普遍。"

紧身胸衣的外观发生了变化，这与 19 世纪 50 年代理想女性的身材变化相一致。像结核病人一样狭窄的体型观念逐步淡出，紧身胸衣的结构和设计发生了合理的变革，技术创新也被用于改变这种服装的款式。19 世纪 40 年代后期，紧身胸衣开始由几个独立部分连接而成，而不再由一块用衬料加固的织物制成。这种款式变得越来越流行，直到 19 世纪 60 年代后期被蒸汽模制紧身胸衣取代。 19 世纪 50 至 60 年代，紧身胸衣和紧身上衣变短了，不再像 19 世纪 40 年代的柳腰精灵那样苗条。当时，洛克西·安妮·卡普琳（Roxy Anne Caplin）引领着英国服装变革的前沿。

有些设计师不愿放弃改造体形的时尚内衣，于是努力让它们变得合理，卡普琳便是其中之一。卡普琳等服饰改革家认为，应该通过改变内衣的形状和保持外部装饰性来重新设计服装，他们实现了一种平衡，最终为许多女性所接受。在改造服装的过程中，他们的确改变了女性的时尚。卡普琳成功策划了第一次大规模的健康紧身胸衣推广，她在 1851 年万国博览会上展示了她的一些新紧身胸衣设计，成为唯一获得奖牌的英国紧身胸衣。有趣的是，卡普琳在她的"保健紧身胸衣"设计中加入了哲学、音乐、钟表、医疗器械等元素。卡普琳的新紧身胸衣风格反映了她希望做"适于身体的紧身胸衣"，而不是"把胸衣贴合在身体上"。这种胸衣保持了大约 19 英寸的小腰围，但允许躯干做更自由的运动，从而减轻了可能造成结核的压力。其外观与模仿结核病患者外貌的紧窄服装相去甚远（见彩图 33、34）。1856 年，卡普琳出版了《健康与美丽：符合人体规律的胸衣与服装》（*Health and Beauty; or Corsets and Clothing, Constructed in Accordance with the Physiological Laws of the Human Body*），延续了她在万国博览会上的成功。在书中她劝每个人都要：

> 坚持自己的天性；因为我们很清楚，医生对胸衣制造的了解，并不比我们对梵文的了解多。医生似乎从来没有想到，即使欧洲所有的医务

人员都反对，女人也必须而且还会继续穿胸衣。身体强健、身材完美的人能感受到使用它们的好处，而对于身体虚弱和身材有缺陷的人来说，它们是绝对不可或缺的；但是我们这么说的时候，指的是构造正确的紧身胸衣；因为如果构造不完美，错误也会同样严重。

女性服装裁剪和结构方面的这些技术创新，加上对上层社会女性气质的重新评价，使上层社会女性与结核之间的联系进一步疏远。

结核逐渐失去了与富裕阶层之间的联系，逐步进入工人阶级和穷人的世界。这种转变使结核污名化，整个社会对它的看法和对策都发生了变化。因此，从结核体验中衍生的传奇和意象，到 19 世纪中叶发生了转变。这些观念，也为人对结核的易感性，以及结核与社会角色和性格之间的关系，提供了合理的解释。社会阶层差异造成对结核的描述大相径庭，越来越多人认为，结核与堕落的行为和思想有关。到 19 世纪 60 年代，这种疾病几乎完全被视为有害或不当行为的产物，这些行为对个人和整个社会都有直接和严重的后果。结核不再只是一种个人疾病，而且会对整个社群的生产力和竞争力都产生不可避免的影响。

结语

　　医学研究的热点之一是向公众提供关于各种疾病可接受的解释，同时建立一套涵盖疾病过程各方面的包容性理论。19世纪和20世纪，由于细菌理论和微生物学的进步，研究人员确定了多种传染病的单一病因，多病因的推理逐渐变得不受欢迎。在抗生素时代，疾病模型简化为：细菌、病毒等引发疾病，施用化学药剂，随后患者治愈。一旦单一病因得到解决和根除，就能有效地消除对应的疾病。然而，21世纪的医学绝不只有如此简单的特征，慢性和系统性疾病的扩散，以及对传染病的新研究，再次使复杂疾病可能只有单一病因的观念变得不流行。今天的医学再次证实了外部原因对那些不能通过药物轻易消除的疾病的影响。与早期的疾病理论相呼应的是，在二型糖尿病、心脏病或癌症等疾病中，个人生活方式和环境的影响起了重要作用。疾病的观念再次跨越了医学和社会之间的界限，就像在18至19世纪时，结核、社会、病人之间的关系经历了大量波动，描述不断变化，以适应新的社会习俗和医学研究。

　　对一些疾病的原因和过程进行社会分析，是19世纪公共卫生运动的一个重要组成部分，依据阶级对健康做出解释，依然是疾病论述中的一个突出主题。19世纪初，工人阶级患上结核，被视为一系列恶习和有害行为的产物，包括通奸和酗酒；然而，在中产阶级和上层阶级中，结核被认为是敏感性和优雅举止的产物。这些阶级差别，不仅是物质和社会差异的结果。观察到的生理差异似乎证实了这些差异，上层阶级被吹捧为拥有比下层阶级更精细的神经系统。尤其是中产阶级和上层阶级的女性，被认为更有可能染上结核，因为她们体质娇嫩，天生脆弱。这是一个与疾病的遗传观非常吻合的想法，因为疾病和上层阶级的精细神经结构可以传递给后代。18 世纪末 19 世纪初，遗传体质、环境和各种生活方式所带来的压力，依然是解释结核时的突出主题。医生和社会都接受，这种疾病与中上层社会人士追求的精细生活方式联系紧密。人们对疾病的观念是由社会对疾病的定义塑成的，当时这种疾病被视为"文明"的产物。

从 1780 年到 1850 年，这些观念对将结核与美丽、时尚交织在一起至关重要。福音主义和浪漫主义也被证明对结核的积极描述有影响。浪漫主义思想加强了结核和社会中最优秀、最聪明成员之间的联系，他们在结核患者中显得非常突出。因此，一个结核发病和死亡的模式出现，它包含了服从神圣意志的福音观念和浪漫主义的思想，这种思想认为，结核患者因神经敏感和创造性天才而无法承受世俗世界的冲击。

19 世纪 30 至 40 年代，在感伤主义的影响下，这种疾病的文化构成发生了变化，它越来越多地被解释为与女子的脆弱性和敏感性紧密相关，女性的疾病经历也被赋予特殊意义。关于结核的特有观念逐渐融入了日益增长的医学文献。当时的生物学理论认为，女性具有高度神经敏感性，医学文献认为，结核通过这种高度敏感性与女性联系在一起。到维多利亚时代早期，由于敏感性与病症的联系，结核变得明显女性化。这一疾病过程的残酷现实，并不符合感伤主义对它的浪漫描述。结果，这种疾病被美化，以淡化其破坏性影响。浪漫化的观念和感伤的修辞被用于这种疾病，它被认为给当时英国的中产和上层阶级的浪荡生活添加了一点秩序。女性越来越成为言论的焦点，这些言论不仅把结核视为可接受的,还通过医学和生理学强化和美化了其特性。生物学上观察到的差异延伸到社会观念中,于是人们认为女性特质在某种程度上是由高度敏感性产生的。这些生物学思想,随后被转换成一套关于礼仪、情感、身体脆弱性的特质,所有特质都表明女性处于疾病边缘的不稳定平衡状态,暗示她们容易染上结核。这些观念被用于构建结核的病症特征,使这种疾病不仅被视为美,还能赋予患者美的品质。

19 世纪上半叶,结核融入了普遍的理想美,不仅如此,很多人还把结核视为以迷人魅力为特征的疾病,这种观念成为一个重要话题。美貌被认为是结核遗传易感性的显著症状之一;此外,一旦这种疾病被确诊,由于其影响会在肤色、眼睛,甚至微笑中显现出来,这些症状也被认为能增加患者的魅力。这种美表现为纤细的身材、天鹅般的长脖子、饱满的大眼睛、浓密的睫毛、洁白的牙齿,以及由蓝色血管和玫瑰色脸颊突显出的苍白肤色。随着感伤的观念越来越流行,美被认为是女人内在性格的反映。因此,结核既赋予患者美貌,也可以证实患者的性格魅力。越来越多人认为,美丽应通过培养女性所需品质(谦逊、天真、善良、优雅、娇嫩)获得,而不是靠用化妆品模仿这些效果来实现。在感伤主义的影响下,化妆品的使用变得更加隐秘。即使离开化妆品的辅助,结核在创造美方面的作用也能自然增加了它和美之间的联系。围绕结核的文化,在文学著作、医学论文,以及那些与定义时尚和女性角色有关的作品中都有阐述,所有这些充斥着将疾病与美联系起来的例子,均反映出结核确实充满魅力的共识。

结核和魅力之间的关系,也体现在当时的时尚言论和实践中。这些观点不仅反映了人们对美、健康和女性角色的态度,而且对当时服装在塑造美和疾病之间的关系方面发挥了重要实际作用。服装不仅能反映美学,而且在模仿疾病和引发结核方面也扮演了重要角色。从 1780 年到 1850 年，结核在关于时尚的言论中反复出现，关于服装和疾病的讨论焦点，倾向于认为时尚给女性带来疾病。

随着服装从苗条的新古典主义转向华丽的浪漫主义，并最终变成柔和的感伤风格，时尚作为结核成因的作用也发生了变化。人们认为，新古典主义时尚推崇的超尘脱俗之美，不能保护穿衣者免受英国气候的影响。潮湿、寒冷、充满灰尘的环境，与新古典主义服装相互作用，导致结核。对气候和时尚的担忧，甚至在这种时尚衰退后依然存在。随着时尚向浪漫主义风格转变，紧身胸衣成为时尚和疾病之间的重要联结，且随着紧身胸衣转变为感伤风格，这种联系不断加强。

结核和服装之间的联系，不只是服装能引发疾病，也包括服装对因疾病而形成的一些身体特征的效仿。服装依据其款式，要么突出结核的某些症状（比如新古典主义风格中的翼形背部），要么积极效仿这种疾病的某些表现（比如感伤服装中的斜肩）。19 世纪 50 年代，结核美和时尚的力量开始减弱。由于卫生变革的影响和文学中对这种疾病不断变化的言辞，对女性染上这种疾病的解释发生了变化，并日渐与堕落女子相关。

19 世纪下半叶，认为下层阶级易患这种疾病成为主流观念——结核被视为道德和卫生不端行为的结果，又因肮脏拥挤的工作生活条件而加剧——这种观念逐渐被认可，并越来越多地应用于社会各阶层。这种关于结核的观念逐渐成为结核的主要形象，特别是在 19 世纪中叶，对公共卫生的日益关注加强了这一印象。细菌病理的出现和为人接受，使这种带有道德含义的卫生模型成为结核的唯一解释，给这种疾病添加了令人不快的元素。由于人们对社会问题的关注和对生理退化的担忧日益增长，健康开始成为理想美的目标。

参考书目

主要参考书目

Adair, James Mattkrick. *Essays on Fashionable Diseases*. London: T. P. Bateman, 1790.

Addison, William. *Healthy and Diseased Structure and the True Principles of Treatment for the Cure of Disease, Especially Consumption and Scrofula*. London: John Churchill, 1849.

A Lady of Distinction. *The Mirror of the Graces; Or the English Lady's Costume*. London: B. Crosby, 1811.

A Lady of Rank. *The Book of Costume or Annals of Fashion From the Earliest Period to the Present Time*. London: Henry Colburn, 1846.

Aldis, C. J. B. *An Introduction to Hospital Practice, In Various Complaints*. London: Longman, Rees, Orme, Brown, Green, and Longman, 1835.

An English Lady of Rank. *The Ladies Science of Etiquette*. New York: Wilson & Company, 1844.

Ancell, Henry. *A Treatise on Tuberculosis, the Constitutional Origin of Consumption and Scrofula*. London: Longman, Brown, Green, and Longmans, 1852.

Andrew, Thomas. *A Cyclopedia of Domestic Medicine and Surgery*. Glasgow: Blackie and Son, 1842.

Armstrong, John. *Practical Illustrations of the Scarlet Fever, Measles, Pulmonary Consumption and Chronic Diseases*. London: Baldwin, Cradock, and Joy, 1818.

The Art of Beautifying the Face & Figure, Comprising Instructions, Hints, & Advice, Together with Numerous New and Infallible Recipes in Connexion with the Skin, Complexion, Hair, Teeth, Eyes, Eyebrows, Eyelashes, Lips, Ears, Hands, Feet, Figure, &c. London: G. Vickers, Angel Court, Strand, 18—.

The Art of Beauty; or the Best Methods of Improving and Preserving the Shape, Carriage, and Complexion. London: Knight and Lacey, 1825.

The Art of Dress; or, Guide to the Toilette: With Directions for Adapting the Various Parts of the Female Costume to the Complexion and Figure; Hints on Cosmetics, &c. London: Charles Tilt, 1839.

Barlow, J. *The Connection Between Physiology and Intellectual Philosophy*. Second Edition. London: William Pickering, 1846.

Baron, John. *An Enquiry Illustrating the Nature of Tuberculated Accretions of*

Serous Membranes; and of the Origin of Tubercles and Tumors in Different Textures of the Body. London: Longman, Hurst, Rees, Orme, and Brown, 1819.

Baron, John. *Illustrations of the Enquiry Respecting Tuberculous Diseases*. London: T. and G. Underwood, 1822.

Barrow, William. *Researches on Pulmonary Phthisis, from the French of G.L. Bayle*. Liverpool: Printed by G. F. Harris's Widow and Brothers; for Longman, Hurst, Rees, Orme, and Brown, London, 1815.

Bartlett, Thomas. *Consumption: Its Causes, Prevention, and Cure*. London: Hippolyte Bailliere, 1855.

Beddoes, Thomas. *Essay on the Causes, Early Signs, and Prevention of Pulmonary Consumption for the Use of Parent and Preceptors*. Bristol: Biggs & Cottle, 1799.

Bell, T. *Kalogynomia, or the Laws of Female Beauty: Being the Elementary Principles of That Science*. London: J. J. Stockdale, 1821.

Bennet, Christopher. *Theatrum tabidorum: or the Nature and Cure of Consumptions Whether a Phthisis, and Atrophy or an Hectic with Preliminary Exercitations*. London: W. and J. Innys, 1720.

Bernard, Franz. *The Physical Education of Young Ladies*. London: Simpkin, Marshall and Co., 18—.

Black, William. *A Comparative View of the Mortality of the Human Species, At All Ages*. London: C. Dilly, 1788.

Blackmore, Sir Richard. *A Treatise of Consumptions and other Distempers Belonging to the Breast and Lungs*. Second Edition. London: John Pemberton, 1725.

Blanc, Charles. *The Art of Ornament and Dress*. London: Frederick Warne and Co., 18—.

Bodington, George. *An Essay on the Treatment and Cure of Pulmonary Consumption*. London: Longman, Orme, Brown, Green, and Longmans, 1840.

Buchan, William. *Domestic Medicine: or a Treatise on the Prevention and Cure of Diseases by a Regimen of Simple Medicines*. Sixteenth Edition. London: A. Strahan & T. Cadell, 1798.

Burdon, William and George Ensor, *Materials for Thinking*, Vol. I. London: E. Wilson, 1820.

Burke, Edmund. *A Philosophical Enquiry into the Origin of our Ideas of the Sublime and Beautiful*. Edited by James T. Boulton. Notre Dame: University of Notre Dame Press, 1968.

Buxton, Isaac. *An Essay On the Use of a Regulated Temperature in Winter-Cough & Consumption*. London: Cox, 1810.

By A Lady. *The Young Lady's Friend; A Manual of Practical Advice and Instruction to Young Females On their Entering upon the Duties of Life, After Quitting School*. London: John W. Parker, 1837.

By a Physician. *Sure Methods of Improving Health and Prolonging Life*. Third Edition. London: Simpkin and Marshall, 1828.

By a Physician. *The Manual for Invalids*. Second Edition. London: Edward Bull, 1829.

By a Physician. *The Pocket Medical Guide*. Glasgow: W.R. M'Phun, 1834.

Byfield, Robert. *Sectum: Being the Universal Directory in the Art of Cutting; Containing Unerring Principles Upon Which Every Garment May Be Made to Fit the Human Shape With Ease and Elegance*. London: printed for H.S. Mason, 1825.

Campbell, J. S. *Observations on Tuberculous Consumption*. London: H. Bailliere, 1841.

Caplin, Madame Roxy A. *Health and Beauty; or Corsets and Clothing, Constructed in Accordance with the Physiological Laws of the Human Body*. London: Darton and Co., 1856.

Carr, Daniel. *Observations on Consumption of the Lungs*. London: Longman, and Co., 1844.

Carswell, Robert. *Pathological Anatomy. Illustrations of the Elementary Forms of Disease*. London: Longman, Orme, Brown, Green, and Longman, 1838.

Charles, Richard D. *An Essay on the Treatment of Consumptions*. London: G. Hersfield, 1787.

Cheyne, George & Roy Porter (ed.). *George Cheyne: The English Malady (1733)*. London: Routledge, 1991.

Childs, G. B. *On The Improvement and Preservation of the Female Figure*. London: Harvey and Darton, 1840.

Clarke, Sir Arthur. *A Practical Manual for the Preservation of Health and of the Prevention of Diseases Incidental to the Middle and Advanced Stages of Life*. London: Henry Colburn, 1824.

Clarke, Edward Goodman. *The Modern Practice of Physic*. London: Longman, Hurst, Rees and Orme, 1805.

Clark, James. *A Treatise on Pulmonary Consumption Comprehending an Inquiry into the Causes Nature Prevention and Treatment of Tuberculous and Scrofulous Diseases in General*. London: Sherwood Gilbert and Piper, 1835.

Combe, Andrew. *The Principles of Physiology Applied to the Preservation of Health, and to the Improvement of Physical and Mental Education*. Edinburgh: Adam & Charles Black, 1834.

Combe, George. *The Constitution of Man Considered in Relation to External Objects*. Fourth Edition. Edinburgh: William and Robert Chambers, 1836.

Combe, George. *Lectures on Phrenology*. London: Simpkin, Marshall, & Co., 1839.

Congreve, Henry. *Consumption Curable*. Sixth Edition. London: John Nichols, 1837.

Conquest, John Tricker. *Letters to a Mother, On the Management of Herself and Her Children in Health and Disease*. London: Longman and Co., 1848.

Cook, Francis. *A Practical Treatise on Pulmonary Consumption, its Pathology, Diagnosis, and Treatment*. London: John Churchill, 1842.

Copley, Esther. *The Young Woman's Own Book and Female Instructor*. London: Fisher, Son, & Co., 1840.

Cotton, Richard Payne. *The Nature, Symptoms, and Treatment of Consumption*. London: John Churchill, 1852.

Crell, A. F. and W. M. Wallace. *The Family Oracle of Health; Economy, Medicine, and Good Living*. Vol. I. London: J. Walker, 1824.

Crichton, Sir Alexander. *Practical Observations on the Treatment and Cure of Several Varieties of Pulmonary Consumption*. London: Lloyd and Son, 1823.

Cullen, William. *First Lines of the Practice of Physic*. Vol. II. Edinburgh: Bell & Bradfute, 1808.

Curtis, John Harrison. *Simplicity of Living: Observations on the Preservation of Health, in Infancy, Youth, Manhood and Age*. Third Edition. London: Henry Renshaw, 1839.

Deshon, Henry C. *Cold and Consumption or Consumption, its Prevention and Cure*. London: Henry Renshaw, 1847.

East, Rowland. *The Two Dangerous Diseases of England, Consumption and Apoplexy*. London: John Lee, 1842.

Mrs. Ellis. *The Women of England, their Social Duties, and Domestic Habits*. London: Fisher, Son & Co., 1839.

Mrs. Ellis, *The Daughters of England, Their Position in Society, Character & Responsibilities*. London: Fisher, Son, & Co., 1842.

Mrs. Ellis. *The Mothers of England: Their Influence and Responsibility*. London: Fisher, Son & Co., 1843.

Mrs. Ellis. *The Young Ladies' Reader; or Extracts From Modern Authors, Adapted for Educational or Family Use*. London: Grant and Griffith, 1845.

Mrs. Ellis. *Temper and Temperament; or, Varieties of Character*. Vol. I. London: Fisher, Son & Co., 1846.

Mrs. Ellis. *Prevention Better Than Cure; Or the Moral Wants of the World We Live In*. London: Fisher, Son, & Co., 1847.

Mrs. Ellis. *The Education of Character: With Hints on Moral Training*. London: John Murray, 1856.

The English Gentlewoman; or Hints to Young Ladies on Their Entrance into Society. London: Henry Colburn, 1845.

Epps, John. *Consumption: (Phthisis) its Nature and Treatment*. London: Sanderson, 1859.

Etiquette for Ladies; With Hints on the Preservation, Improvement and Display of Female Beauty. Philadelphia: Lea & Blanchard, 1839.

Evans, John T. *Lectures on Pulmonary Phthisis*. London: Longman, Brown and Co., 1844.

The Fashionable World Displayed. Second Edition. London: J. Hatchard, 1804.

The Female Instructor; or the Young Woman's Companion. Liverpool: Nuttall, Fisher, and Dixon, 1815.

Ferguson, John C. *Consumption: What it is, and What it is not*. Belfast: Henry Greer, 1856.

Furnivall, J. J. *On the Successful Treatment of Consumptive Disorders, and Female Complaints Connected Therewith*. London: Whittaker & Co., 1835.

Gardner, John. *Consumption. An Account of Some Discoveries Relative to Consumption*. London: Simpkin, Marshall & Co., 1850.

Gilbert, Henry. *Pulmonary Consumption: Its Prevention & Cure Established on the New Views of the Pathology of the Disease*. London: Henry Renshaw, 1842.

Gisborne, Thomas. *An Enquiry into the Duties of the Female Sex*. London: T. Cadell and W. Davies, 1806.

Graham, Thomas, J. *On the Diseases Peculiar to Females*. London: Simpkin & Marshall, 1834.

Graham, Thomas J. *Modern Domestic Medicine: A Popular Treatise*. Third Edition. London: Simpkin & Marshall, 1827 & Sixth Edition. London: Simpkin & Marshall, 1835.

Gregory, Dr. John, *A Comparative View of the State and Faculties of Man with those of the Animal World*. London: J. Dodsley, 1765.

The Guide of Service; The Lady's Maid, London: Charles Knight and Co., 1838.

Hall, Marshall. *Commentaries Principally on Those Diseases of Females Which are Constitutional*. Second Edition. London: Sherwood, Gilbert, and Piper, 1830.

Hamilton, Alexander. *A Treatise on the Management of Female Complaints*. Eighth Edition. Edinburgh: Peter Hill & Company, 1821.

Harvey, Gideon. *Morbus Anglicus: Or the Anatomy of Consumptions*. Second Edition. London: Nathanael Brook, 1674.

Hasse, Charles Ewald. *An Anatomical Description of the Diseases of the Organs of Circulation and Respiration*. London: C. and J. Adlard, 1746.

Hastings, John. *Pulmonary Consumption, Successfully Treated with Naphtha*. London: John Churchill, 1843.

Hare, Samuel. *Practical Observations on the Causes and Treatment of Curvatures of the Spine*. London: Simpkin, Marshall, & Co., 1838.

Hayes, Thomas. *A Serious Address on the Dangerous Consequences of Neglecting Common Coughs and Colds*. Second Edition. London: John Murray and Messrs. Shepperson and Reynolds, 1785.

Health Made Easy for Young People; or, Physical Training to Make their Lives, In This World, Long and Happy. London: Darton & Clark, 1845.

Holland, G. Calvert. *The Nature and Cure of Consumption, Indigestion, Scrofula and Nervous Afflictions.* London: W. M. S. Orr & Co., 1750.

Holland, G. Calvert. *Practical Suggestions for the Prevention of Consumption.* London: W. M. S. Orr, 1750.

Holmes, John Pocock. *A Treatise on the Employment of Certain Methods of Friction and Inhalation in Consumption, Asthama, and Other Maladies.* London: Samuel Holdsworth, 1837.

Howell, Mrs. M. J. *The Hand-Book of Dress-Making.* London: Simpkin, Marshall, & Co., 1845.

Hull, Robert. *A Few Suggestions on Consumption.* London: Churchill, 1849.

Johnson, James. *A Practical Treatise on Derangements of the Liver, Digestive Organs, and Nervous System.* Second Edition. London: T. and G. Underwood, 1818.

Kilgour, Alexander. *Lectures on the Ordinary Agents of Life, as Applicable to Therapeutics and Hygiene.* Edinburgh: Adam & Charles Black, 1834.

Mrs. King. *The Toilet; or, A Dress Suitable for Every Station, Age and Season.* London: Whittaker & Co., 1838.

Kittoe, W. Hamilton. *Consumption and Asthama.* Second Edition. London: Sherwood, Gilbert & Piper, 1845.

Knapp, Oswald G. *An Artist's Love Story: Told in the Letters of Sir Thomas Lawrence, Mrs. Siddons, and Her Daughters.* London: George Allen, 1904.

Knapp, Oswald G. ed. *The Intimate Letters of Hester Piozzi and Penelope Pennington 1788–1821.* London: John Lane, 1914.

Layard, George Somes. *Sir Thomas Lawrence's Letter-Bag.* London: George Allen, 1906.

The Ladies Hand-Book of Haberdashery and Hosiery. London: H. G. Clarke and Co., 1844.

The Ladies Hand-book of the Toilet, a Manual of Elegance and Fashion. London: H.G. Clarke and Co., 1843.

Leake, John. *Medical Instructions Towards the Prevention and Cure of Chronic Diseases Peculiar to Women.* 6th Edition. London: Baldwin, 1787.

Mackie, Dorothea Sophia. *A Picture of the Changes of Fashion.* D. S. Mackie, 1818.

Madden, William Herries. *Thoughts on Pulmonary Consumption.* London: John Churchill, 1849.

Maddock, Alfred Beaumont. *Practical Observations on the Efficacy of Medicated Inhalations in the Treatment of Pulmonary Consumption, Asthma, Bronchitis, Chronic Cough and Other Diseases of the Respiratory organs and in Affections of the Heart.* Second Edition. London: Simpkin, Marshall, & Co., 1845.

Mansford, John G. *An Inquiry into the Influence of Situation on Pulmonary Consumption.* London: Longman, Hurst, Rees, Orme and Brown, 1818.

May, William. *Essay on Pulmonary Consumptions.* Plymouth: B. Hayden, 1792.

M'Cormac, Henry. *On the Nature, Treatment and Prevention of Pulmonary Consumption, and Incidentally of Scrofula.* London: Longman, Brown, Green, and Longmans, and J. Churchill, 1855.

M'Donogh, Felix. *The Hermit in London, or Sketches of English Manners.* New York: Evert Duyckinck, 1820.

Mrs. Merrifield. *Dress as a Fine Art.* London: Arthur Hall, Virtue, & Co., 1854.

Morton, Richard. *Phthisiologia: or a Treatise of Consumptions Wherein the Difference, Nature, Causes, Signs and Cure of All Sorts of Consumptions are Explained.* London: Sam. Smith and Benj. Walford, 1694.

Murray, John. *A Treatise on Pulmonary Consumption; Its Prevention and Remedy*. London: Whittaker, Treacher, and Arnot, 1830.

Napier, Elizabeth. *The Nursery Governess*. London: T. and W. Boone, 1834.

A New System of Practical Domestic Economy. London: Henry Colburn, 1827.

Pears, Charles. *Cases of Phthisis Pulmonalis Successfully Treated, Successfully Treated Upon the Tonic Plan*. London: T. Crowder, 1801.

A Physician's Advice For the Prevention and Cure of Consumption with the Necessary Prescriptions. London: James Smith, 1824.

Physiology for Young Ladies, In Short and Easy Conversations. London: S. Highley, 1843.

The Polite Lady; Or a Course of Female Education. Third Edition. London: T. Carnan, and F. Newberry, junior, 1775.

Payne, Edwin. *The Preservation of General Health with Some Remarks Upon Healthy Skin*. London: Houlston and Wright, 1862.

Ramadge, Francis Hopkins. *Consumption Curables*. London: Longman, Rees, Orme, Browne, Green, and Longman, 1834.

Reece, Richard. *The Medical Guide, For the Use of The Clergy, Heads of Families, and Seminaries, and Junior Practitioners in Medicine; Comprising a Complete Modern Dispensatory*. London: Longman, Rees, Orme, Brown, and Green, 1828.

Regnault, J. B. *Observations on Pulmonary Consumption*. London: J. Smeeton, 1802.

Reid, John. *A Treatise on the Origin, Progress, Prevention, and Treatment of Consumption*. London: R. Taylor & Co., 1806.

Reid, Thomas. *Directions for Warm and Cold Sea-Bathing*. Second Edition. London: T. Cadel, and W. Davies, 1798.

Reid, T. *An Essay on the Nature and Cure of the Phthisis Pulmonalis*. London: T. Cadell, 1782.

Richardson, Benjamin W. *The Hygienic Treatment of Pulmonary Consumption*. London: John Churchill, 1757.

Roberton, John. *A Treatise on Medical Police, and on Diet, Regimen, &c*. Vol. I. Edinburgh: John Moir, 1809.

Robinson, N. *A New Method of Treating Consumptions Wherein all the Decays Incident to Human Bodies are Mechanically Accounted For*. London: A. Bettesworth and T. Warner, 1727.

Mrs. John Sandford. *Woman, In Her Social and Domestic Character*. London: Longman, Rees, Orme, Brown, and Green, 1831.

Saunders, James. *Treatise on Pulmonary Consumption*. Edinburgh: Walker and Greig, 1808.

Saunders, William. *A Treatise on the Chemical History and Medical Powers of Some of the Most Celebrated Mineral Waters*. Second Edition. London: Phillips and Fardon, 1805.

The Servant's Guide and Family Manual. Second Edition. London: John Limbird, 1831.

Shore, [Margaret] Emily, *Journal of Emily Shore*, Barbara Timm Gates, ed. Charlottesville: University Press of Virginia, 1991.

Shorter, Clement. *The Brontës: Life and Letters*, Vol. II. London: Hodder and Stoughton, 1908.

Mrs. L. H. Sigourney. *Letters to Young Ladies*. London: Jackson and Walford, 1841.

Sinclair, Sir John. *The Code of Health and Longevity*. Fourth Edition. London: 1818.

Smyth, James Carmichael. *An Account of the Effects of Swinging Employed as a Remedy in the Pulmonary Consumption and Hectic Fever*. London: J. Johnson, 1787.

Southey, Henry Herbert. *Observations on Pulmonary Consumption.* London: Longman, Hurst, Rees, Orme, and Brown, 1814.

Sydenham, Thomas. *Dr. Sydenham's Practice of Physick. The Signs, Symptoms, Causes and Cures of Diseases.* London: Sam. Smith and Benj. Walford, 1695.

Thackrah, Charles Turner. *The Effects of Arts, Trades, and Professions, and of Civic States and Habits of Living, on Health and Longevity.* Second Edition. London: Longman, Rees, Orme, Brown, Green, and Longman, 1832.

Thomas, Robert. *The Modern Practice of Physic.* Fourth Edition. London: Longman, Hurst, Rees, Orme, and Brown, 1813. Ninth Edition. London: Longman, Rees, Orme, Brown, and Green, 1828.

Todd, Robert Bentley. *The Descriptive and Physiological Anatomy of the Brain, Spinal Cord, and Ganglions, and of their Coverings.* London: Sherwood, Gilbert, and Piper, 1845.

The Toilette; or, a Guide to the Improvement of Personal Appearance and the Preservation of Health. London: John Dicks, 1854.

Turnbull, James. *An Inquiry, How Far Consumption is Curable.* 2nd edition. London: John Churchill, 1850.

Mrs. A. Walker. *Female Beauty: As Preserved and Improved by Regimen, Cleanliness, and Dress.* London: Thomas Hurst, 1837.

Walker, Alexander. *Intermarriage; of the Mode in Which and the Causes Why, Beauty, Health and Intellect, Result from Certain Unions, and Deformity, Disease and Insanity, From Others.* London: John Churchill, 1838.

Walker, Alexander. *Beauty: Illustrated Chiefly By An Analysis and Classification of Beauty in Woman.* Second Edition. London: Henry G. Bohn, 1846.

Walker, Donald. *Exercises for Ladies; Calculated to Preserve and Improve Beauty, and to Prevent and Correct Personal Defects, Inseparable From Constrained or Careless Habits; Founded on Physiological Principles.* Second Edition. London: Thomas Hurst, 1837.

White, William. *Observations on the Nature and Method of Cure of the Phthisis Pulmonalis; or Consumption of the Lungs.* York: Wilson, Spence, and Mawman, 1792.

Woman's Worth: or, Hints to Raise the Female Character. London: H.G. Clarke & Co., 1844.

The Young Ladies Book: A Manual of Elegant Recreations, Exercises, and Pursuits. Second Edition. London: Vizetelly, Branston, and Co., 1829.

Young, Thomas. *A Practical and Historical Treatise on Consumptive Diseases.* London: Thomas Underwood, 1815.

次要参考书目

Ashelford, Jane. *The Art of Dress: Clothes and Society 1500–1914.* London: National Trust Enterprises Ltd., 1996.

Bailin, Miriam. *The Sickroom in Victorian Fiction.* Cambridge: Cambridge University Press, 1994.

Barker-Benfield, G. J. *The Culture of Sensibility: Sex and Society in Eighteenth-Century Britain.* Chicago: The University of Chicago Press, 1992.

Barker, Hannah and Elaine Chalus. *Women's History: Britain, 1700–1850.* New York: Routledge, 2005.

Barnes, David S. *The Making of a Social Disease: Tuberculosis in Nineteenth Century France.* Berkeley: University of California Press, 1995.

Bates, Barbara. *Bargaining for Life: A Social History of Tuberculosis, 1876–1938.* Philadelphia: University of Pennsylvania Press, 1992.

Beatty, Heather R. *Nervous Disease in Late Eighteenth-Century Britain*. London: Pickering & Chatto, 2012.

Binneveld, Hans and Rudolf Dekker, eds. *Curing and Insuring, Essays on Illness in Past Times: The Netherlands, Belgium, England, and Italy, 16th–20th Centuries*. Rotterdam: Erasmus University, 1992.

Blackwell, Mark. "Extraneous Bodies": The Contagion of Live-Tooth Transplantation in late-Eighteenth-Century England, *Eighteenth-Century Life*, Vol. 28, No. 1 (Winter 2004) 21–68.

Boucher, Francois. *A History of Costume in the West*. London: Thames and Hudson Ltd., 1987.

Breward, Christopher. *The Culture of Fashion: A New History of Fashionable Dress*. Manchester: Manchester University Press, 1995.

Brewer, John & Roy Porter. *Consumption and the World of Goods*. London: Routledge, 1993.

Bronfen, Elizabeth. *Over Her Dead Body: Death, Femininity and the Aesthetic*. New York: Routledge, 1992.

Bruna, Denis, ed. *Fashioning the Body: An Intimate History of the Silhouette*. New Haven: Yale University Press, 2015.

Bryder, Lynda. *Below the Magic Mountain: A Social History of Tuberculosis in Twentieth-Century Britain*. Oxford: Clarendon Press, 1988.

Buckley, Cheryl and Hilary Fawcett. *Fashioning the Feminine: Representations and Women's Fashion from the Fin de Siècle to the Present*. New York: I. B. Tauris & Co., Ltd., 2002.

Bynum, Helen. *Spitting Blood: A History of Tuberculosis*. Oxford: Oxford University Press, 2012.

Bynum, W. F. and Roy Porter, eds. *Companion Encyclopedia of the History of Medicine*. London: Routledge, 2001.

Byrde, Penelope. *Nineteenth Century Fashion*. London: BT Batsford, 1992.

Byrne, Katherine. *Tuberculosis and the Victorian Literary Imagination*. Cambridge: Cambridge University Press, 2011.

Caldwell, Mark. *The Last Crusade: The War on Consumption, 1862–1954*, New York: Athenaeum, 1988.

Canter Cremers-van der Does, Elaine. English Translation Leo Van Witsen. *The Agony of Fashion*. Dorset: Blandford Press, 1980.

Clark, G. Kitson. *The Making of Victorian England*. 10th edition. London: Routledge, 2004.

Corson, Richard. *Fashions in Makeup: From Ancient to Modern Times*. London: Peter Owen, 1972.

Craik, Jennifer. *The Face of Fashion: Cultural Studies in Fashion*. London: Routledge, 1994.

Cunningham, Andrew and Roger French. *The Medical Enlightenment of the Eighteenth Century*. Cambridge: Cambridge University Press, 1990.

Cunningham, Patricia A. *Reforming Women's Fashion, 1850–1920*. Kent, Ohio: The Kent State University Press, 2003.

Curtin, Michael. *Propriety and Position: A Study of Victorian Manners*. London: Garland Publishing, Inc., 1987.

Davidoff, Leonore and Catherine Hall. *Family Fortunes: Men and Women of the English Middle Class, 1780–1850*. Chicago: University of Chicago Press, 1987.

de la Haye, Amy and Elizabeth Wilson, eds. *Defining Dress: Dress as Object, Meaning and Identity*. Manchester: Manchester University Press, 1999.

Dormandy, Thomas. *The White Death: A History of Tuberculosis*. London: Hambledon and London Ltd., 1998.

Dubos, Rene and Jean Dubos. *The White Plague: Tuberculosis, Man, and Society*. New Brunswick: Rutgers University Press, 1987.

Elmer, Peter. *The Healing Arts: Health, Disease and Society in Europe 1500–1800*. Manchester: Manchester University Press, 2004.

Ewing, Elizabeth. *Fashion in Underwear*. London: Batsford Ltd., 1971.

Ewing, Elizabeth. *Dress and Undress: A History of Women's Underwear*. London: Batsford Ltd., 1978.

Feldberg, Georgina D. *Disease and Class: Tuberculosis and the Shaping of Modern North American Society*. New Brunswick: Rutgers University Press, 1995.

Fontanel, Beatrice. *Support and Seduction: A History of Corset and Bras*. Harry N. Abrams, Inc.

Fukai, Akiko, et al. *Fashion: the Collection of the Kyoto Costume Institute: a History from the 18th to the 20th Century*. Taschen, 2002.

Gaines, Jane and Charlotte Herzog. *Fabrications: Costume and the Female Body*. London: Routledge, 1990.

Gilbert, Pamela K. *Mapping the Victorian Social Body*. Albany, NY: State University of New York, 2004.

Gordon, John. *Physiology and the Literary Imagination: Romantic to Modern*. Gainesville: University Press of Florida, 2003.

Gorham, Deborah. *The Victorian Girl and the Feminine Ideal*. Bloomington: Indiana University Press, 1982.

Greig, Hannah. *The Beau Monde: Fashionable Society in Georgian London*. Oxford: Oxford University Press, 2013.

Halttunen, Karen. *Confidence Men and Painted Women: A Study of Middle-Class Culture in America, 1830–1870*. New Haven: Yale University Press, 1982.

Hamlin, Christopher. *Public Health and Social Justice in the Age of Chadwick: Britain 1800–1854*. Cambridge: Cambridge University Press, 1998.

Herndl, Diane Price. *Invalid Women: Figuring Feminine Illness in American Fiction and Culture, 1840–1940*. Chapel Hill: University of North Carolina Press, 1993.

Herzlich, C. & Janine Pierret. *Illness and Self in Society*. Baltimore: The Johns Hopkins University Press, 1982.

Hilton, Boyd. *The Age of Atonement: The Influence of Evangelicism on Social and Economic Thought, 1785–1865*. Oxford: Clarendon Press, 1997.

Hollander, Anne. *Seeing Through Clothes*. Berkeley: University of California Press, 1993.

Jalland, Pat and John Hooper. *Women From Birth to Death*. Sussex: The Harvester Press, 1986.

Jones, Colin. *The Smile Revolution in 18th Century Paris*. Oxford: Oxford University Press, 2014.

Jones, Jennifer M. *Sexing La Mode: Gender, Fashion and Commercial Culture in Old Regime France*. Oxford: Berg, 2004.

Jones, Robert W. *Gender and the Formation of Taste in Eighteenth-Century Britain: The Analysis of Beauty*. Cambridge: Cambridge University Press, 1998.

Jupp, Peter C. and Clare Gittings, eds. *Death in England: An Illustrated History*. New Brunswick: Rutgers University Press, 2000.

Kaplan, Fred. *Sacred Tears: Sentimentality in Victorian Literature*. Princeton, New Jersey: Princeton University Press, 1987.

King, Roger. *The Making of the Dentiste c.1650–1760*. Aldershot: Ashgate, 1999.

Köhler, Carl. *A History of Costume*. New York: Dover Publications, Inc., 1963.

Kunzle, David. *Fashion & Fetishism: Corsets, Tight-lacing & Other Forms of Body-*

Sculpture. United Kingdom: Sutton Publishing, 2004.

Langland, Elizabeth. *Nobody's Angels: Middle-class Women and Domestic Ideology in Victorian Culture*. Ithaca: Cornell University Press, 1995.

Laver, James. *Costume and Fashion: A Concise History*. London: Thames & Hudson World of Art, 2002.

Lawlor, Clark. *Consumption and Literature: The Making of the Romantic Disease*. New York: Palgrave Macmillan, 2006.

Lawlor, Clark. "It is a Path I Have Prayed to Follow," in *Romanticism and Pleasure*, Thomas H. Schmid and Michelle Faubert, eds. New York: Palgrave Macmillan, 2010.

Lawlor, Clark and Akihito Suzuki. "The Disease of the Self: Representing Consumption, 1700–1830." *Bulletin of the History of Medicine.*, 2000, 74,: 458–494.

Lawrence, Christopher, ed. *Medicine in the Making of Modern Britain, 1700–1920*. London: Routledge, 1994.

Lerner, Barron H. *Contagion and Confinement Controlling Tuberculosis Along the Skid Row*. Baltimore: The Johns Hopkins University Press, 1998.

Levine-Clark, Marjorie. *Beyond the Reproductive Body: the Politics of Women's Health and Work in Early Victorian England*. Ohio State University Press, 2004.

Levitt, Sarah. *Victorians Unbuttoned: Registered Designs for Clothing, Their Makers and Wearers, 1839–1900*. London: George Allen & Unwin, 1986.

Lewis, Judith S. *Sacred to Female Patriotism: Gender, Class and Politics in Late Georgian Britain*. New York: Routledge, 2003.

Lomax, Elizabeth. "Heredity or Acquired Disease? Early Nineteenth Century Debates on the Cause of Infantile Scrofula and Tuberculosis." *Journal of the History of Medicine and Allied Sciences*, 32:4 (October 1977).

Marshall, David. *The Frame of Art: Fictions of Aesthetic Experience, 1750–1815*. Baltimore: The Johns Hopkins University Press, 2005.

Martin, Morag. *Selling Beauty: Cosmetics, Commerce, and French Society, 1750–1830*. Baltimore: The Johns Hopkins University Press, 2009.

Matus, Jill L. *Unstable Bodies: Victorian Representations of Sexuality and Maternity*. Manchester: Manchester University Press, 1995.

McKendrick, Neil, John Brewer, and J. H. Plumb. *The Birth of a Consumer Society: The Commercialization of Eighteenth-Century England*. Bloomington: Indiana University Press, 1982.

Mellor, Anne K. (ed.). *Romanticism and Feminism*. Bloomington: Indiana University Press, 1988.

Moller, David Wendell. *Confronting Death: Values, Institutions, and Human Mortality*. Oxford: Oxford University Press, 1996.

Morgan, Marjorie. *Manners, Morals and Class in England, 1774–1858*. New York: St. Martin's Press, 1994.

Moscucci, Ornella. *The Science of Woman: Gynecology and Gender in England, 1800–1929*. Cambridge: Cambridge University Press, 1993.

Musselman, Elizabeth Green. *Nervous Conditions: Science and the Body Politic in Early Industrial Britain*. Albany: SUNY Press, 2006.

Ott, Katherine. *Fevered Lives: Tuberculosis in American Culture since 1870*. Harvard: Harvard University Press, 1996.

Palmer, Caroline. "Brazen Cheek: Face-Painters in Late Eighteenth-Century England," *Oxford Art Journal* 31 (2008), 195–213.

Parker, Rozsika. *The Subversive Stitch: Embroidery and the Making of the Feminine*. London: The Women's Press, 1984.

Perkin, Joan. *Victorian Women*. New York: New York University Press, 1993.

Phillippy, Patricia. *Painting Women: Cosmetics, Canvases & Early Modern Culture*. Baltimore: The Johns Hopkins University Press, 2006.

Pointer, Sally. *The Artifice of Beauty: A History and Practical Guide to Perfumes and Cosmetics*. United Kingdom, 2005.

Porter, Dorothy. *Health, Civilization and the State. A History of Public Health from Ancient to Modern Times*. London: Routledge, 1999.

Porter, Dorothy and Roy Porter. *Patient's Progress: Doctors and Doctoring in Eighteenth-century England*. Stanford: Stanford University Press, 1989.

Porter, Roy, ed. *Patients and Practitioners: Lay Perceptions of Medicine in Pre-Industrial Society*. Cambridge: Cambridge University Press, 1985.

Porter, Roy. *Doctor of Society: Thomas Beddoes and the Sick Trace in Late-Enlightenment England*. London: Routledge, 1992.

Porter, Roy. *Disease, Medicine and Society in England, 1550–1860*. Second Edition. Cambridge: The Press Syndicate of the University of Cambridge, 1993.

Porter, Roy, ed. *The Cambridge Illustrated History of Medicine*. Cambridge: Cambridge University Press, 1996.

Porter, Roy. *The Greatest Benefit to Mankind: A Medical History of Humanity from Antiquity to the Present*. London: Fontana Press, 1999.

Porter, Roy. *Bodies Politic: Disease, Death and Doctors in Britain, 1650–1900*. Ithaca, NY: Cornell University Press, 2001.

Porter, Roy. *Flesh in the Age of Reason*. New York: W. W. Norton & Co., 2003.

Porter, Roy and Lesley Hall, eds. *The Facts of Life: The Creation of Sexual Knowledge in Britain, 1650–1950*. New Haven: Yale University Press, 1995.

Ribeiro, Aileen, *Dress and Morality*. Oxford: Berg, 1986.

Ribeiro, Aileen, *Fashion in the French Revolution*. London: Batsford, 1988.

Ribeiro, Aileen. *Facing Beauty: Painted Women and Cosmetic Art*. London and New Haven: Yale University Press, 2011.

Rosenberg, Charles E. and Janet Golden, eds. *Framing Disease: Studies in Cultural History*. New Jersey: Rutgers, 1992.

Rosenthal, Laura Jean and Mita Choudhury eds. *Monstrous Dreams of Reason: Body, Self, and Other in the Enlightenment*. Cranbury, New Jersey: Associated University Presses, 2002.

Rousseau, G. S. *Nervous Acts: Essays on Literature, Culture and Sensibility*. London: Palgrave, 2004.

Rousseau, George S. "Nerves, Spirits, and Fibres: Towards Defining the Origins of Sensibility," *Studies in the Eighteenth Century*, R. F. Brissenden and J. C. Eade, eds. Toronto: University of Toronto Press, 1976.

Rousseau, George. "Political gout: dissolute patients, deceitful physicians, and other blue devils." *Notes and Records of the Royal Society of London* 63.3 (2009): 277–296.

Rotberg, Robert I., ed. *Health and Disease in Human History*. Cambridge, Mass: The MIT Press, 2000.

Rothman, Sheila M. *Living in the Shadow of Death: Tuberculosis and the Social Experience of Illness in American History*. Baltimore: The Johns Hopkins University Press, 1994.

Russell, Douglas A. *Costume History and Style*. New Jersey: Prentice-Hall, Inc., 1983.

Schiebinger, Londa. *Nature's Body: Sexual Politics and the Making of Modern Science.* London: Pandora, An Imprint of HarperCollins Publishers, 1993.

Schor, Esther. *Bearing the Dead: The British Culture of Mourning from the Enlightenment to Victoria.* Princeton: Princeton University Press, 1994.

Shorter, Edward. *Women's Bodies: A Social History of Women's Encounter with Health, Ill-Health, and Medicine.* New Brunswick: Transaction Publishers, 1997.

Silver, Anna Krugovoy. *Victorian Literature and the Anorexic Body.* Cambridge: Cambridge University Press, 2002.

Smith, F. B. *The Retreat of Tuberculosis 1850–1950.* London: Croom Helm, 1988.

Smith-Rosenberg, Carroll and Charles Rosenberg. "The Female Animal: Medical and Biological Views of Woman and Her Role In Nineteenth-Century America." *Women and Health in America.* 2nd edition. Ed. Judith Walzer Leavitt. Madison: University of Wisconsin Press, 1999.

Sontag, Susan. *Illness as Metaphor and Aids and Its Metaphors.* New York: Doubleday, 1990.

Stansfield, Dorothy A. *Thomas Beddoes M.D. 1760–1808: Chemist, Physician, Democrat.* Dordrecht, Holland: D. Reidel Publishing Company, 1984.

Steele, Valerie. *Fashion & Eroticism: Ideals of Feminine Beauty from the Victorian Era to the Jazz Age.* Oxford: Oxford University Press, 1985.

Steinke, Hubert. *Irritating Experiments: Haller's Concept and the European Controversy on Irritability and Sensibility, 1750–90.* Amsterdam: Editions Rodopi B.V., 2005.

Strachan, John. *Advertising and Satirical Culture in the Romantic Period.* Cambridge: Cambridge University Press, 2007.

Sturdy, Steve, ed. *Medicine, Health and the Public Sphere in Britain, 1600–2000.* London: Routledge, 2002.

Styles, John. *The Dress of the People: Everyday Fashion in Eighteenth-Century England.* New Haven: Yale University Press, 2007.

Summers, Leigh. *Bound to Please: A History of the Victorian Corset.* Oxford: Berg, 2001.

Taylor, Lou. *The Study of Dress History.* Manchester: Manchester University Press, 2002.

Tortora, Phyllis G. and Keith Eubank. *Survey of Historic Costume: A History of Western Dress.* 3rd ed. New York: Fairchild Publications, 2004.

Wahrman, Dror. *The Making of the Modern Self: Identity and Culture in Eighteenth-Century England.* New Haven: Yale University Press, 2004.

Waksman, Selman A. *The Conquest of Tuberculosis.* Berkeley: University of California Press, 1964.

Waller, John C. "The Illusion of an Explanation: The Concept of Hereditary Disease, 1770–1870." *Journal of the History of Medicine,* 57 (October 2002): 410–448.

Waugh, Norah. *The Cut of Women's Clothes, 1600–1930.* London: Faber and Faber Ltd., 1968.

Waugh, Norah. *Corsets and Crinolines.* New York: Routledge/Theatre Arts Books, 2004.

Williams, Neville. *Powder and Paint: A History of the Englishwoman's Toilet, Elizabeth I-Elizabeth II.* London: Longmans, Green and Co., 1957.

Wykes-Joyce, Max. *Cosmetics and Adornment: Ancient and Contemporary Usage.* London: Peter Owen, 1961.

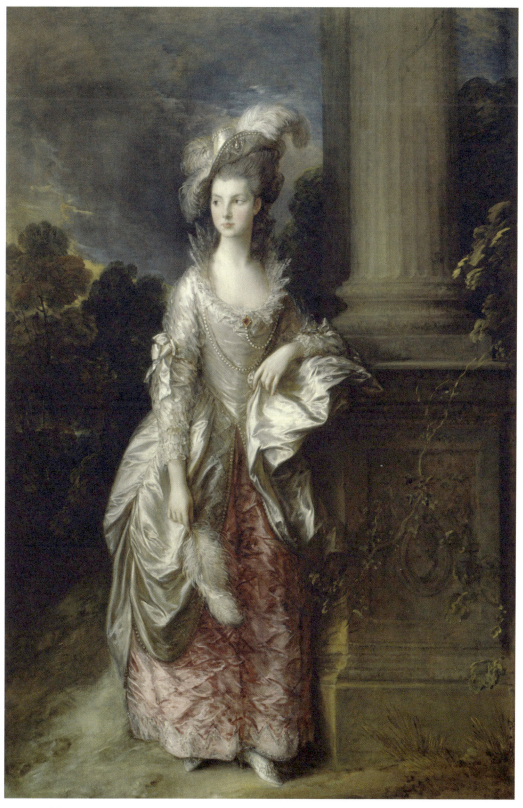

彩图 1 《尊贵的玛丽·格雷厄姆夫人》。托马斯·庚斯博罗。编号 NG332。1859 年罗伯特·格雷厄姆遗赠于雷德格顿。©苏格兰国家美术馆。

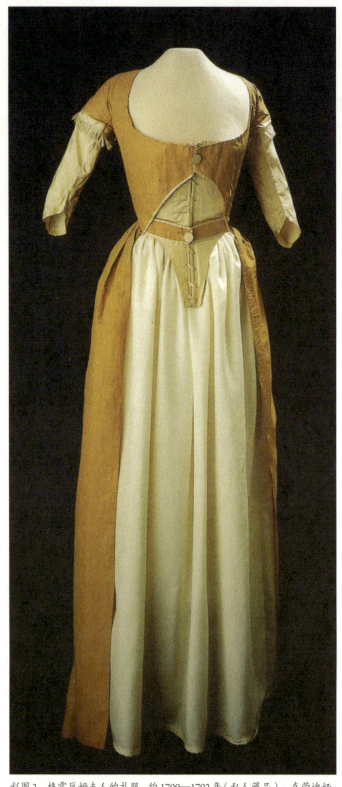

彩图 2　格雷厄姆夫人的礼服，约 1790—1792 年（私人藏品）。克劳迪娅·格雷厄姆和罗伯特·马克斯通·格雷厄姆授权转载。

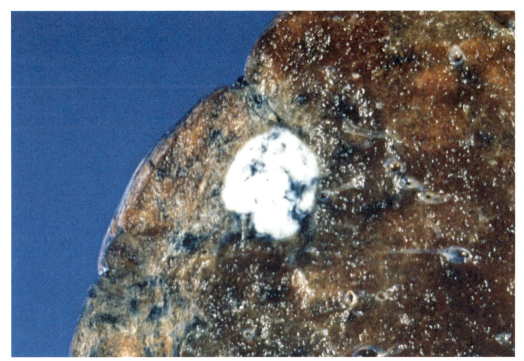

彩图 3　肺结节。肺部横截面清晰地显示出结核性病变。伦敦威尔康图书馆。

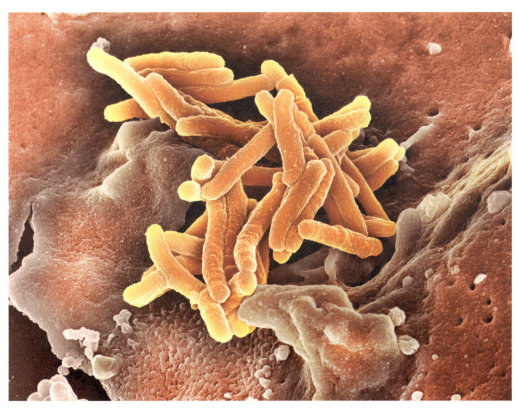

彩图 4　巨噬细胞吞噬结核细菌。巨噬白细胞吞噬结核细菌（结核杆菌，图中橙色）的彩色扫描电子显微摄影。
科学影像图书馆 / 盖蒂图像。

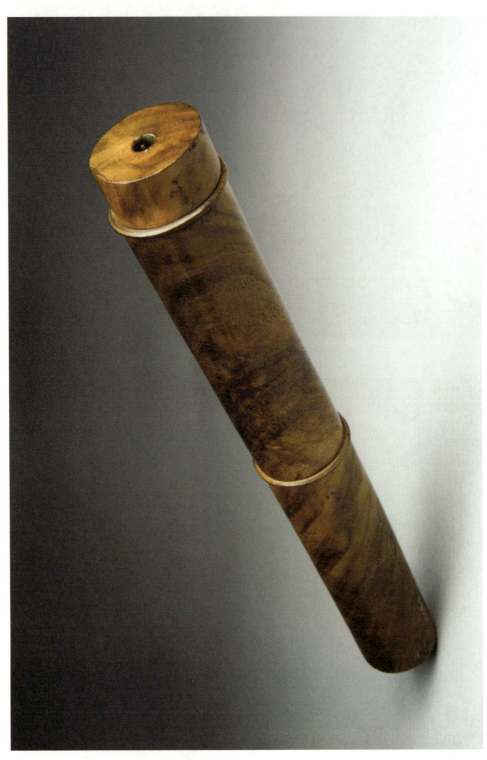

彩图 5　雷奈克型单耳听诊器。伦敦威尔康图书馆。版权依据知识共享署名许可协议（Creative Commons Attribution only licence CC BY 4.0）。

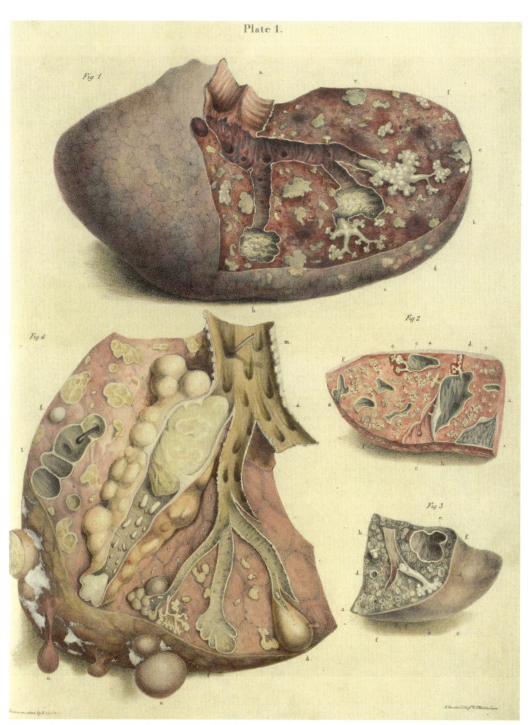

彩图 6　结核的肺插画。罗伯特·卡斯韦尔。出自卡斯韦尔的《病理解剖学》，剑桥大学图书馆病理学 a.32。

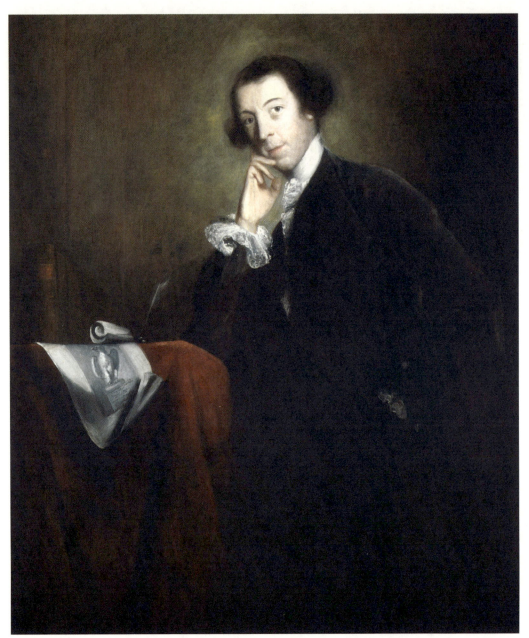

彩图 7　贺瑞斯·沃波尔。约书亚·雷诺兹爵士，约 1756—1757 年。编号 NPG6520。©伦敦国家肖像美术馆。

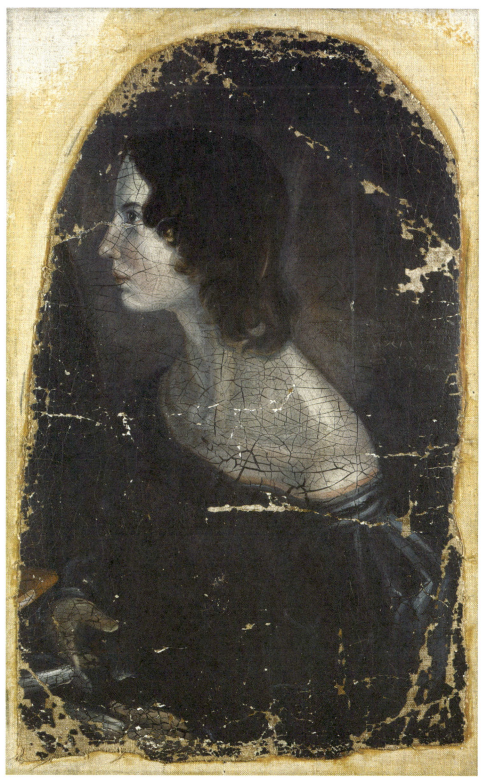

彩图 8　1848 年死于结核的艾米莉·勃朗特。帕特里特·勃兰威尔。编号 NPG1724。ⓒ伦敦国家肖像美术馆。也有人认为，画中坐着的人，可能是 1849 年同样死于结核的安妮·勃朗特。

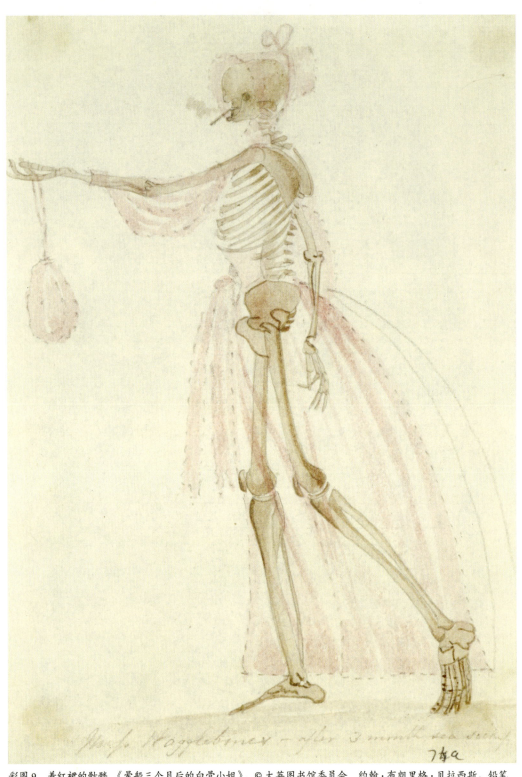

彩图 9　着红裙的骷髅。《晕船三个月后的白骨小姐》。© 大英图书馆委员会，约翰·布朗里格·贝拉西斯。铅笔和水彩画。编号 C13512-96。

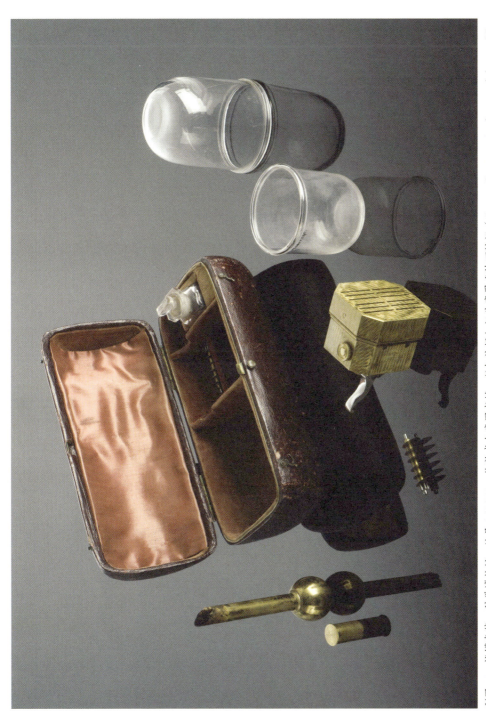

彩图 10　拔罐套装。科学博物馆，编号 A606733。伦敦威尔康图书馆。版权依据知识共享署名许可协议（Creative Commons Attribution only licence CC BY 4.0）。

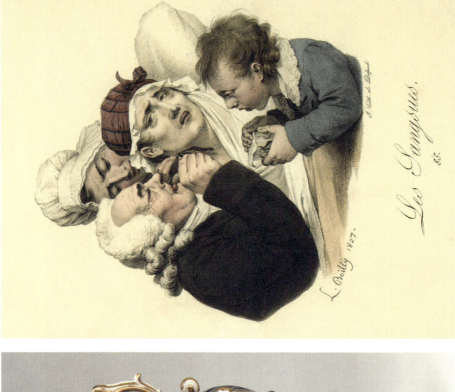

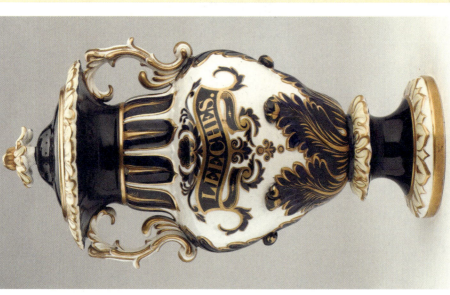

彩图 11 水蛭。左：药用水蛭罐，希尔陶器公司的奥尔科尔克制作，1831—1859 年。科学博物馆，编号 A43107。右：医生小心翼翼地将水蛭贴在一个虚弱女子的脖子上。（巴黎：1827 年）弗朗索瓦·德尔佩奇绘，路易·博伊雕版。伦敦威尔康图书馆。版权依据知识共享署名许可协议（Creative Commons Attribution only licence CC BY 4.0）。

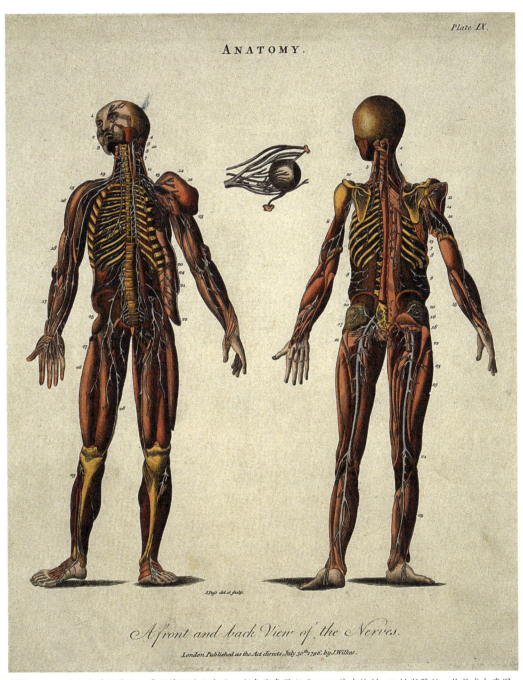

彩图 12　18世纪的神经系统。展示神经的无皮画。彩色线条雕版画，W. 休森绘制，J. 帕斯雕版。伦敦威尔康图书馆。版权依据知识共享署名许可协议（Creative Commons Attribution only licence CC BY 4.0）。

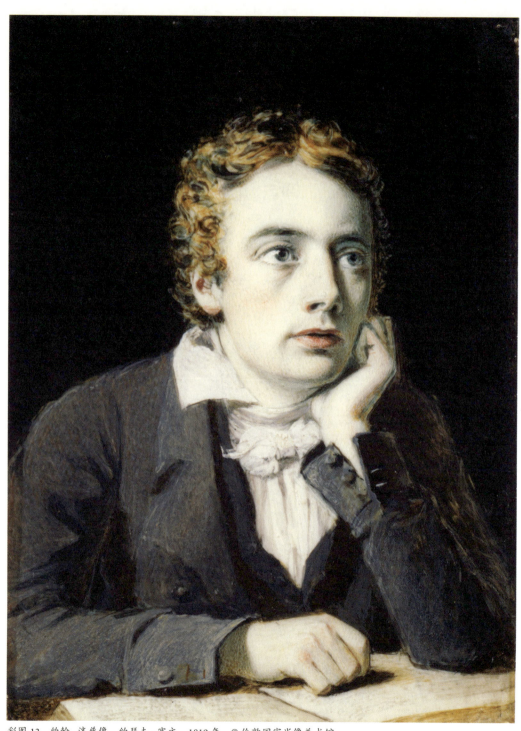

彩图 13 约翰·济慈像，约瑟夫·塞文，1819年。© 伦敦国家肖像美术馆。

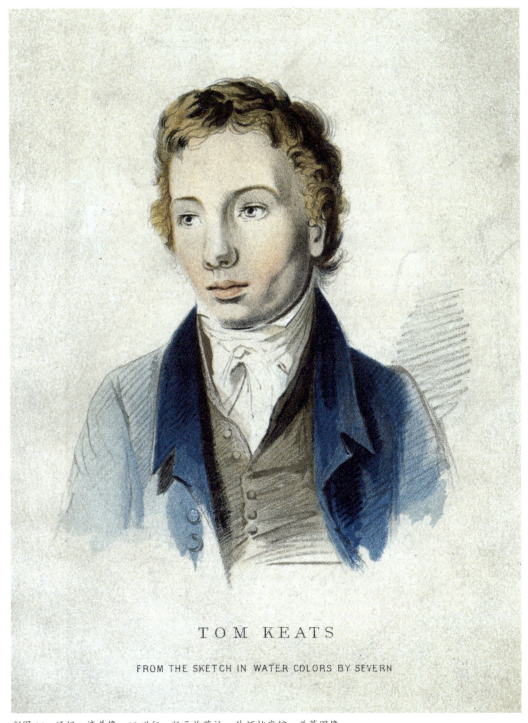

TOM KEATS

FROM THE SKETCH IN WATER COLORS BY SEVERN

彩图 14　汤姆·济慈像，19世纪。版画收藏社，休顿档案馆，盖蒂图像。

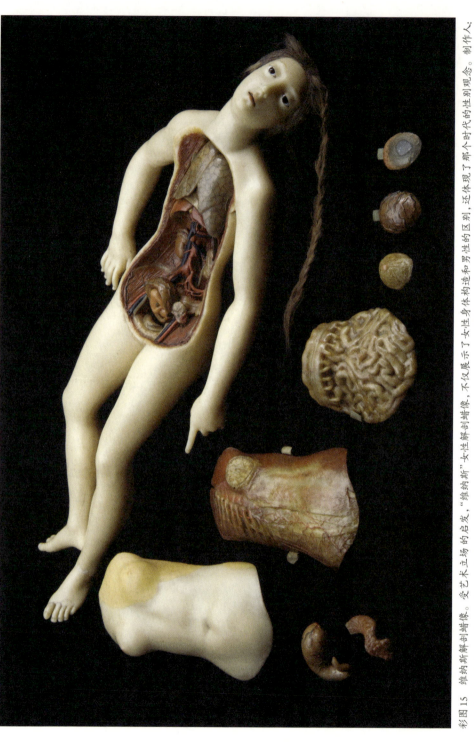

彩图 15　维纳斯解剖蜡像。受艺术立场的启发,"维纳斯"女性解剖蜡像,不仅展示了女性身体构造和男性构造的区别,还体现了那个时代的性别观念。制作人:苏西尼。克莱门特制于意大利佛罗伦萨(1771—1800)。科学博物馆,编号 A627043。版权依据知识共享署名许可协议(Creative Commons Attribution only licence CC BY 4.0)。

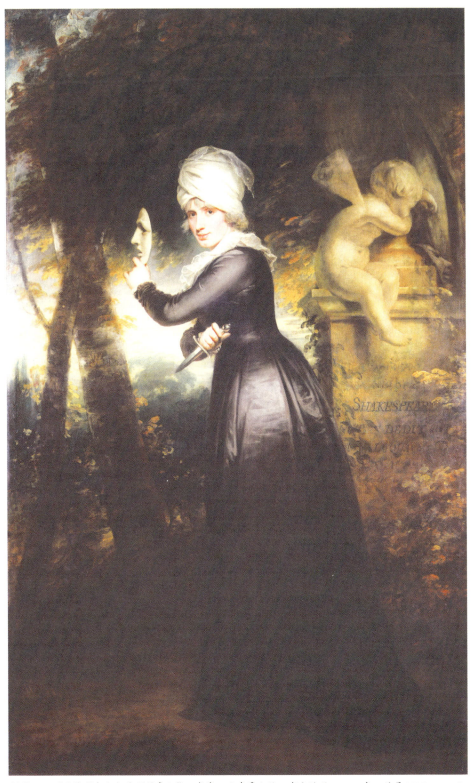

彩图 16 "西登斯夫人与悲剧的象征"。威廉·比奇爵士绘,布上油画,1793 年。编号 NPG5159。©
伦敦国家肖像美术馆。

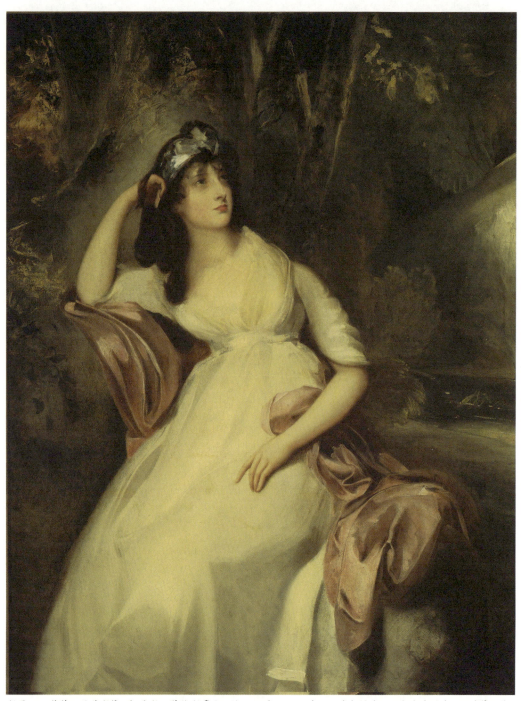

彩图 17 莎莉·西登斯像，托马斯·劳伦斯爵士，约 1795 年。私人藏品。美术图片社、海瑞德图片社、盖蒂图像。

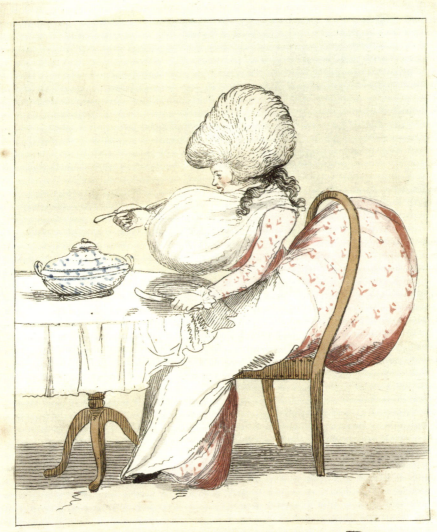

THE INCONVENIENCE OF DRESS

Rage for Dress —— Bewitching passion!
Who'd not starve to lead the Fashion?
Starve! where's the Beaux so very dull,
To think they'll starve with crops so full?
Published 19.th May 1786, by S. W. Fores, at the Caricature Warehouse, N.º 3 Piccadilly.

彩图 18　对鸽子胸时尚的讽刺漫画。乔治·汤利·斯塔布斯，出自《服装带来的不便》(The Inconvenience of Dress，S. W. 福雷斯 1786 年出版于伦敦)。图画编号：lwlpr05984。耶鲁大学刘易斯·沃波尔图书馆供图。

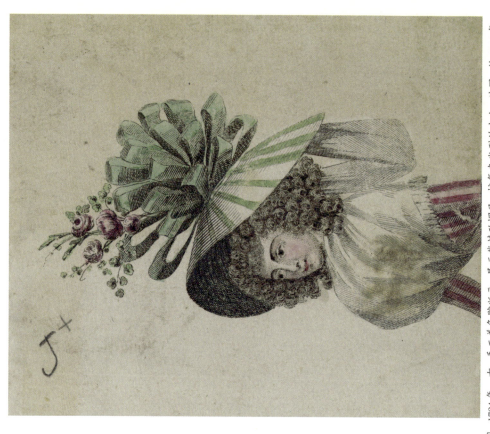

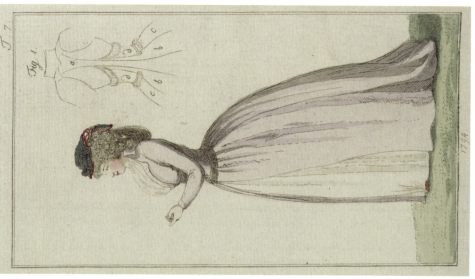

彩图 19 18 世纪 90 年代的时尚。左：手工着色雕版画，法国，1794 年。右：手工着色雕版画，展示戴着精致帽子、梳复杂型发型的女人，法国，约 1790 年。
博物馆编号：E.21620-1957。© 伦敦维多利亚和阿尔伯特博物馆。

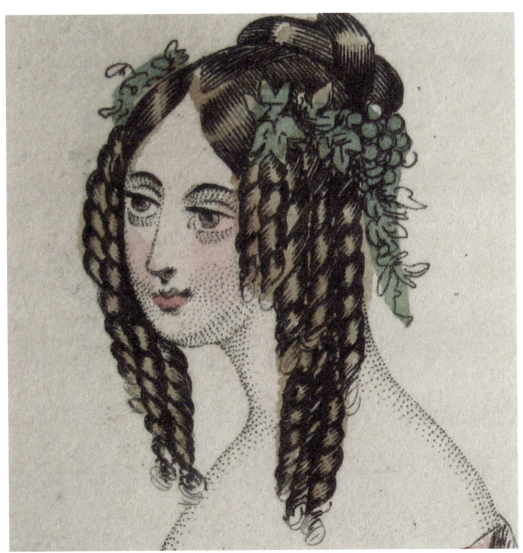

彩图 20　心灵之窗。出自《新美物集锦月刊》(*The New Monthly Belle Assemblée*)，第 24 卷（约瑟夫·罗杰森于 1846 年出版于伦敦）。路易斯安那州立大学特别藏品供图。

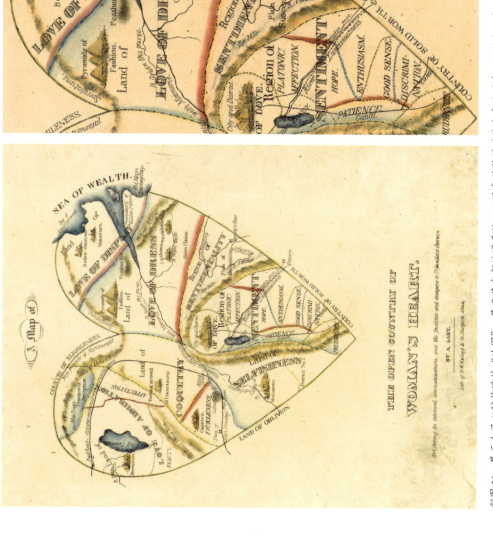

彩图 21 展示女子心脏构造的"地图",展示其内部流通系统,以及各结构的功能和危险因素。一位女画家绘制。(D.W. 凯洛格及哈特福德公司发行的石版画,康涅狄格州哈特福德,1833 至 1842 年)。美国古籍协会供图。

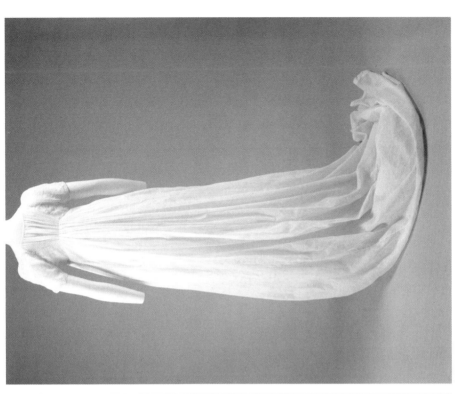

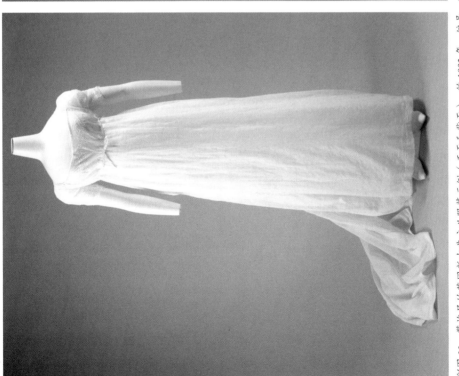

彩图 22　带拖尾的英国新古典主义服装示例（正面和背面），约 1803 年。编号：1983.401.1。© 纽约大都会艺术博物馆供图。

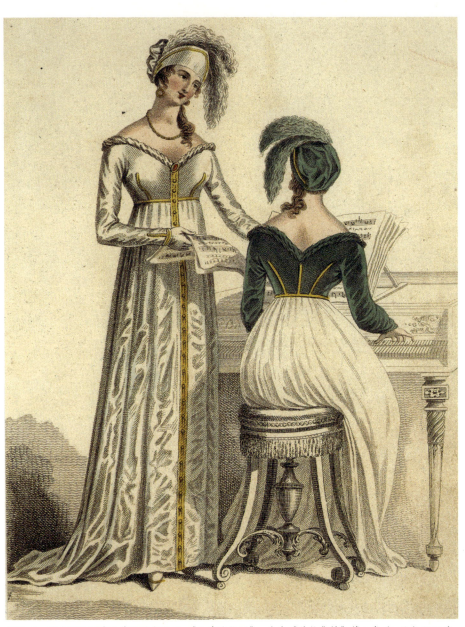

彩图 23　突出袒胸露背服装的时尚版画。《全身晚礼服》，出自《美物集锦》第 1 卷（J. 贝尔 1810 年发行于伦敦）。洛杉矶公共图书馆凯西时尚版画集。

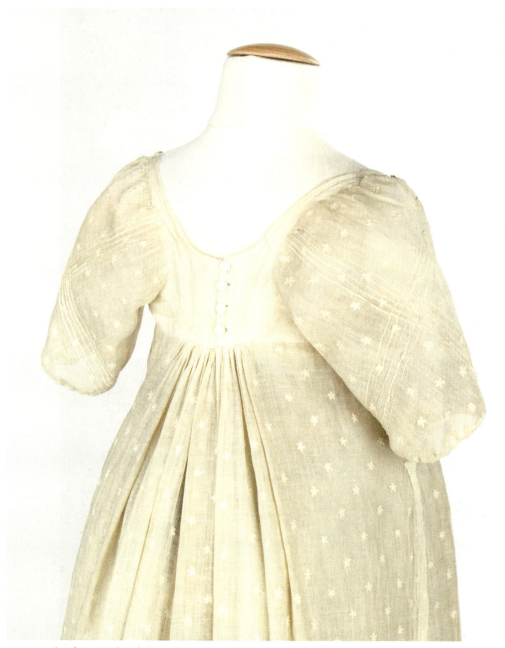

彩图 24　展示脊柱的露背服装（1809 年）。1809 年晚礼服（法国）。编号：2009.300.1806。纽约大都会艺术博物馆，布鲁克林博物馆时装藏品，2009 年布鲁克林博物馆赠；西奥多拉·威尔伯 1947 年赠。

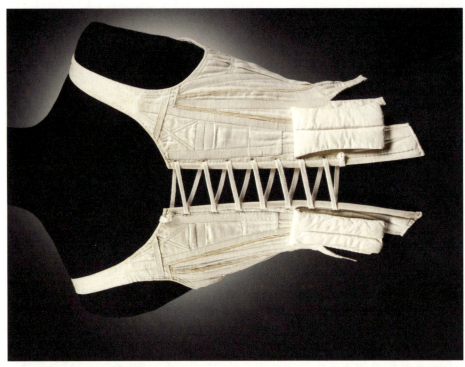

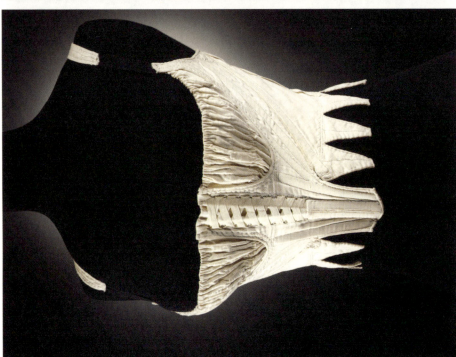

彩图 25　长度到膈的短胸衣，约 1790 年。英国胸衣，1795–1805 年。棉布、亚麻、鲸骨（鲸须）制成，饰以丝带。博物馆编号：T.237-1983。© 伦敦维多利亚和阿尔伯特博物馆。

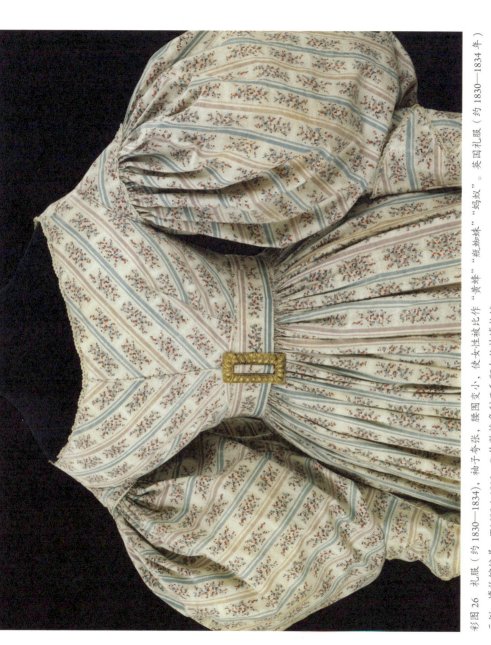

彩图 26 礼服（约 1830—1834），袖子夸张、腰围变小，使女性被比作"黄蜂""瓶颈蝽""蜘蛛"。英国礼服（约 1830—1834 年）示例，博物馆编号：T.168&A-1915。© 伦敦维多利亚和阿尔伯特博物馆。

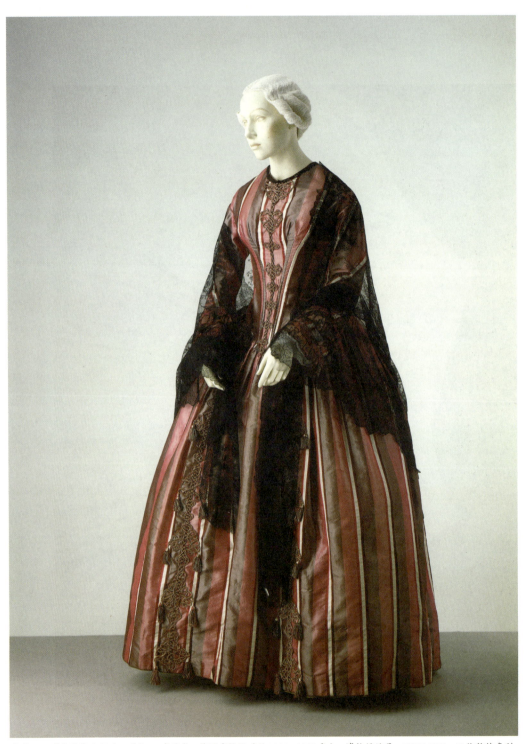

彩图 27　感伤服装示例（19 世纪 40 年代）。英国产礼服（约 1845—1850 年）。博物馆编号：T.856-1919。© 伦敦维多利亚和阿尔伯特博物馆。

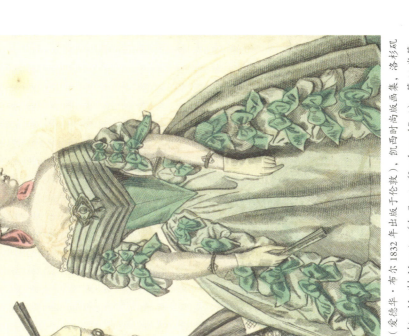

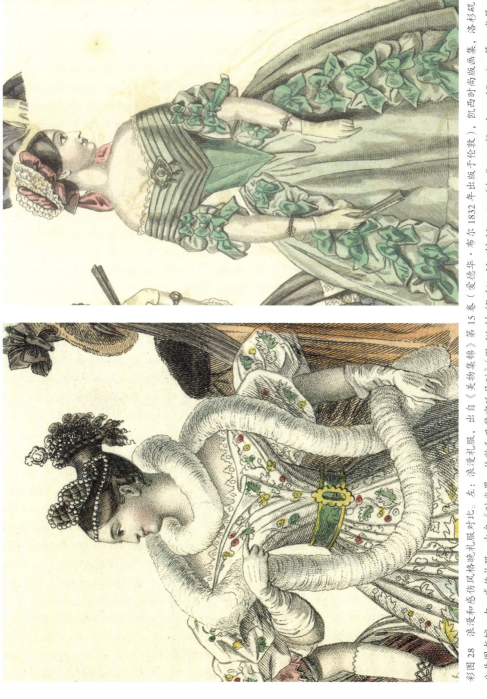

彩图 28 浪漫和感伤风格晚礼服对比。左：浪漫礼服，出自《美物集锦》（ The World of Fashion, Monthly Magazine of the Courts of London and Paris ）第 15 卷（爱德华·布尔 1832 年出版于伦敦），凯西时尚版画集，洛杉矶公共图书馆。右：感伤礼服，出自《时尚界：伦敦和巴黎宫廷月刊》，第 25 卷第 286 期（伦敦，1848 年）。剑桥大学图书馆。

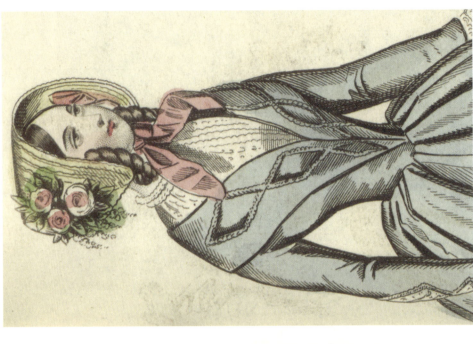

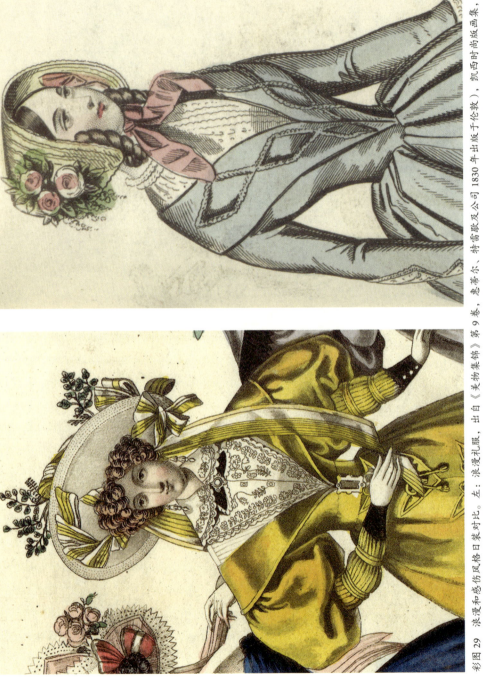

彩图 29 浪漫和感伤风格日装对比。左：浪漫礼服，出自《美物集锦》第 9 卷，惠蒂尔、特雷歇及公司 1830 年出版于伦敦；凯西时尚版画画集，洛杉矶公共图书馆。右：感伤礼服，出自《新美物集锦月刊》第 23 卷（1845 年发行于伦敦教诺福克街）。剑桥大学图书馆。

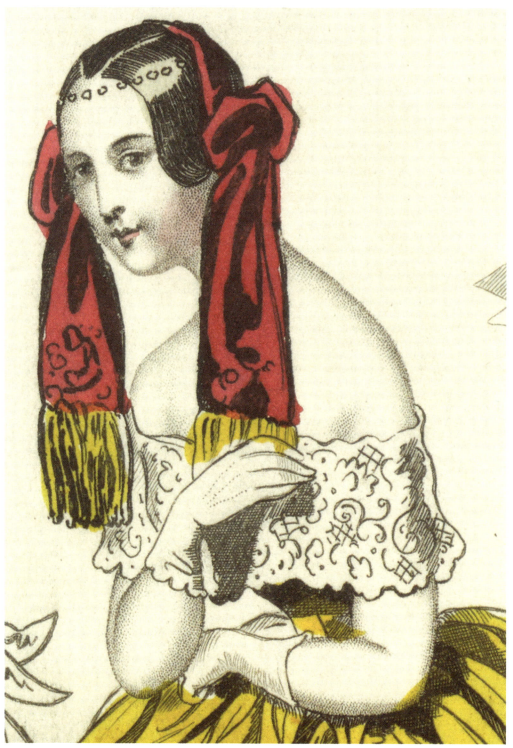

彩图 30　令人想起结核的弯腰姿态。《美丽世界杂志》(*The Magazine of the Beau Monde*) 第 11 卷（1842 年发行于伦敦）。剑桥大学图书馆。

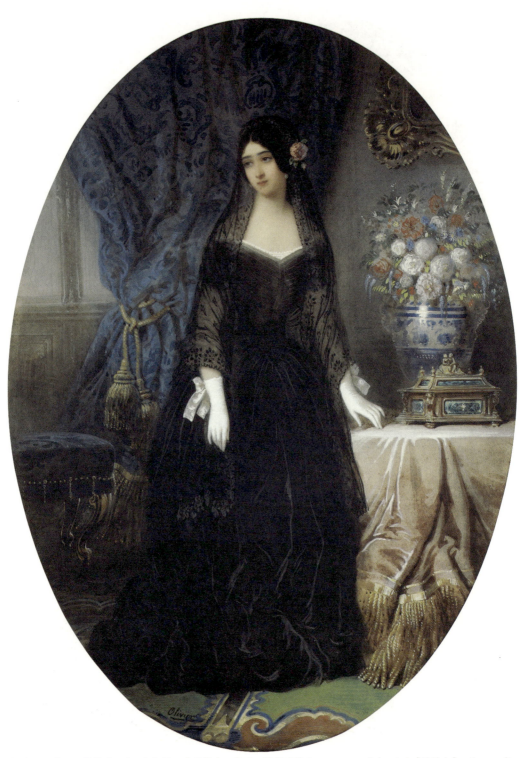

彩图 31　玛丽·普莱西。让-查尔斯·奥利维尔，玛丽·普莱西像（1827—1847 年），出自《茶花女》，约 1840 年。美术图片社、海瑞德图片社、盖蒂图像摄。

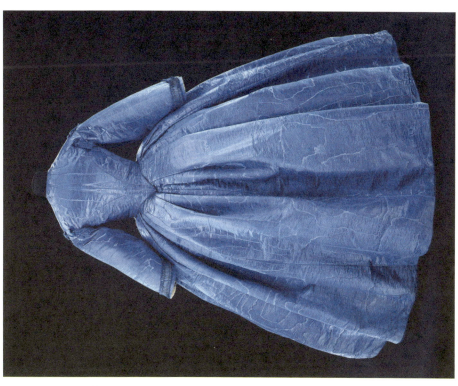

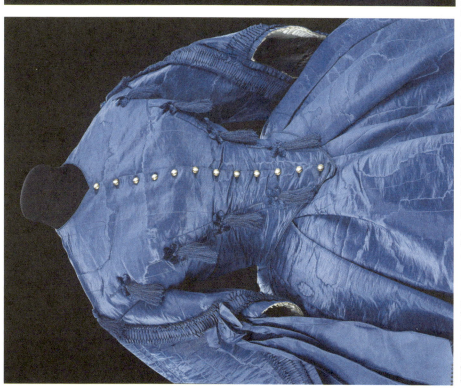

彩图32 礼服（约1853-1862年）。英国产礼服示例，展示了从细长的结接式身材向较结实的体形转变（约1853—1862）。博物馆编号：T.908&A-1964。© 伦敦维多利亚和阿尔伯特博物馆。

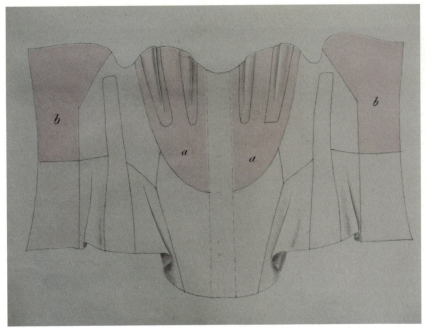

彩图 33 "健康（或体感）紧身胸衣"，由洛克西·卡普琳的丈夫让·弗朗索瓦·伊西多尔·卡普琳获得专利（1849年）。粉色部分包裹肺部，旨在"易于适应身体的自然形态"。"健康体形紧身胸衣"，让·弗朗索瓦·伊西多尔·卡普琳，设计编号：1995，1849年8月15日。英国国家档案馆供图。

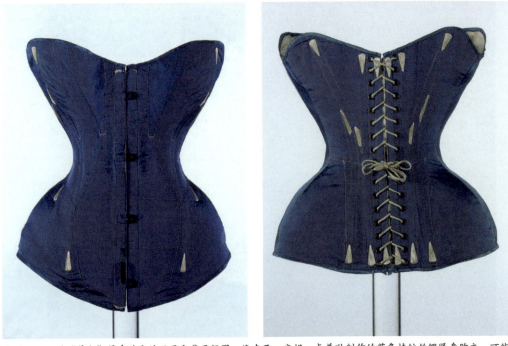

彩图 34 一种"革新"紧身胸衣的正面和背面视图。洛克西·安妮·卡普琳制作的蓝色棱纹丝绸紧身胸衣，可能是1851年万国博览会展出的模型。紧身胸衣，约1851年。伦敦博物馆、海瑞德图片社、盖蒂图像摄。